科学的に血圧を下げる方法

日本歯科大学病院内科臨床教授
早稲田大学客員教授　聖光ヶ丘病院顧問
渡辺尚彦

JN104418

X-Knowledge

初公開！

レモン果汁飲用と収縮期血圧の変化

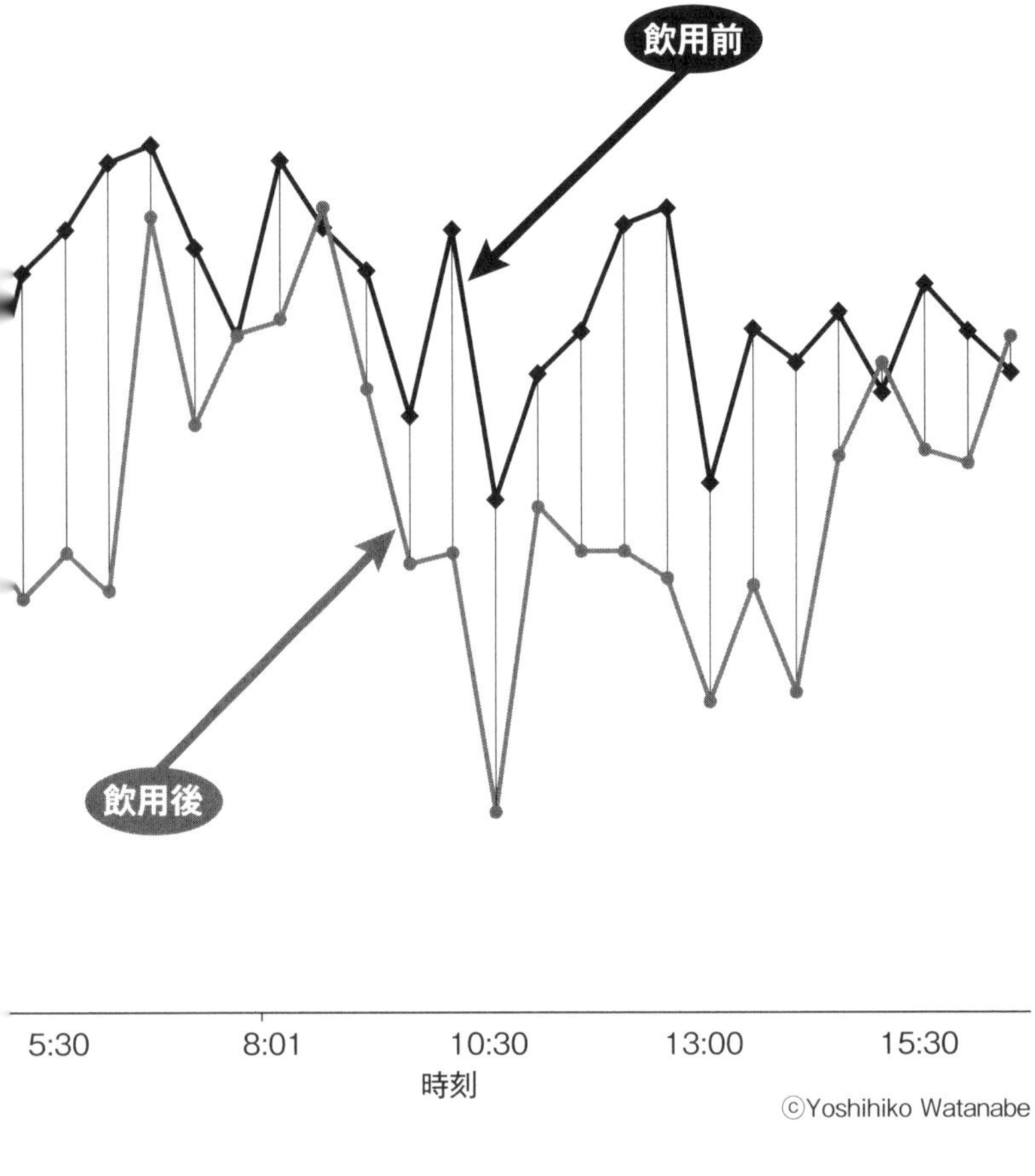

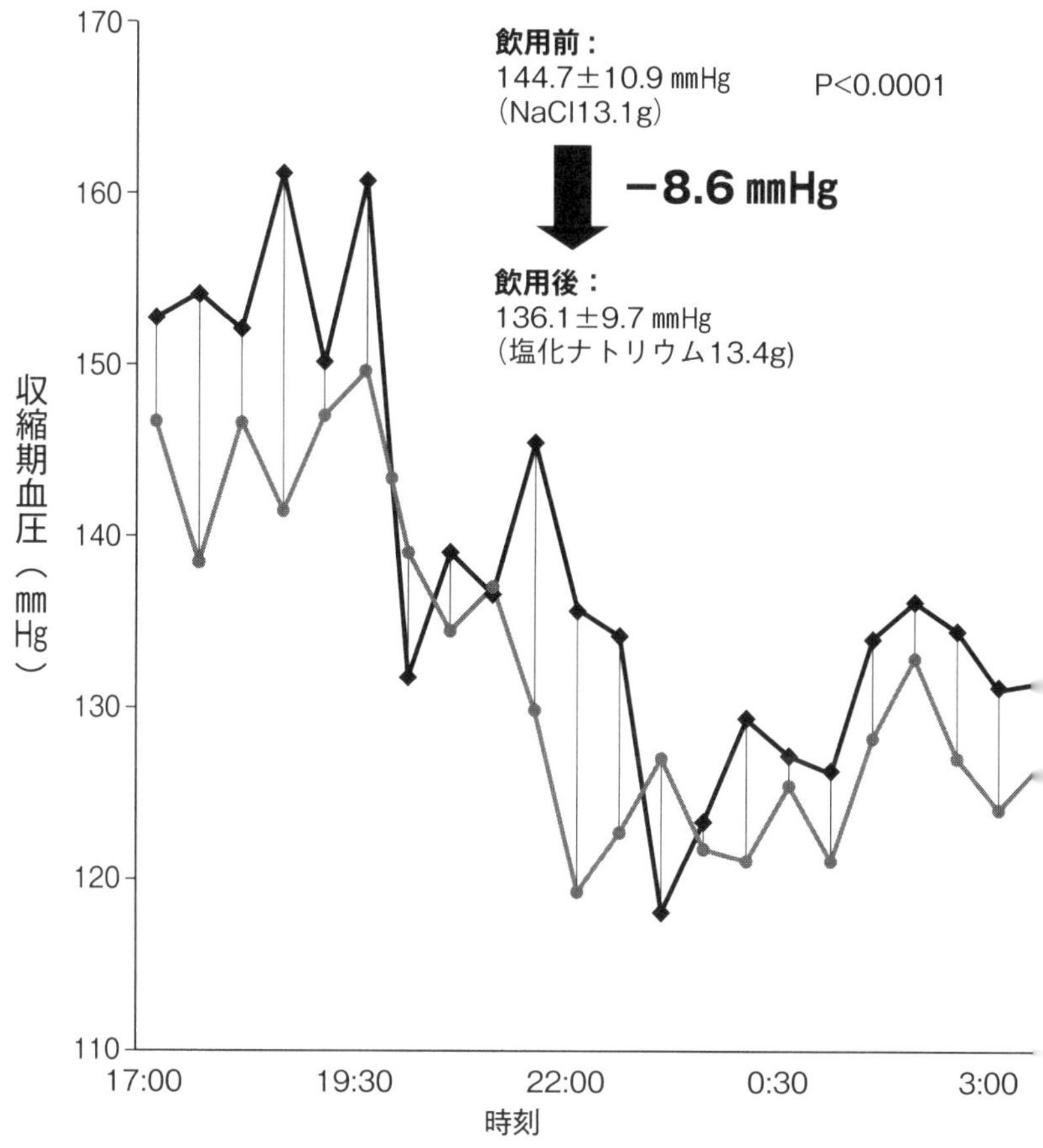
170
160
150
140
130
120
110
収縮期血圧（mmHg）
飲用前：
144.7±10.9 mmHg
（NaCl13.1g）
P<0.0001
−8.6 mmHg
飲用後：
136.1±9.7 mmHg
（塩化ナトリウム13.4g）
17:00
19:30
22:00
0:30
3:00
時刻

はじめに

私はいつのころからか、「ミスター血圧」と呼ばれるようになりました。おそらく左手の上腕に血圧計の腕帯《わんたい》を巻いている私の姿が印象的だったからでしょう。テレビに出演するときもつけているので、ミスター血圧と呼ばれるようになったのだと思います。

腕帯は腰のベルトに装着した血圧計につながっています。特殊な血圧計で、何もしなくても、30分おきに血圧を自動的に測定することができます。

この自動血圧計を私は、移動中や診察中はもちろん、食事中も寝ているときも、ほぼ24時間装着し続け、自分の血圧を測定しています。

そして得られた血圧データを解析すると、どんなときに血圧が上がって、どんなときに下がるのかが詳しくわかります。例えば、怒ったときにどれくらい血圧が高くなるかがわかりますし、入浴の前後でどのくらい血圧が変化するかもわかるのです。

血圧というのは侮れません。例えば、こんなエピソードがあります。ある人が実家のお母さんと電話で激しい口論をしていたら、その直後、怒ったお母さんは脳出血を起こして亡くなってしまったというのです。

たぶんこのお母さんは、高血圧で動脈硬化も進んでいたのでしょう。激しく怒ったときの血圧（収縮期血圧）は200㎜Hgを超えてしまうこともありますが、これは私にも経験があります。このお母さんの場合、急激な血圧上昇が動脈硬化でもろくなった血管にダメージを与え、脳出血を起こしたのではないかと推察されます。

よく高血圧になると頭痛がするとか、鼻血が出やすくなるとか、めまいやふらつきなどの症状が出る、といったことがまことしやかに信じられていますが、これらはすべてウソです。血圧が高いだけで、これらの症状が出ることはありません（別の病気があって血圧も高い人はいる）。

血圧が高くなっても、症状が出ることはほとんどありません。高血圧が「サイレント・キラー（静かなる殺人者）」と呼ばれるゆえんです。そのため、血圧が高くても病気だという認識を持たない人がたくさんいるのです。

症状が出ないからと、高血圧を放置していると動脈硬化と呼ばれる血管の老化が進み、血管はボロボロになっていきます。そして高血圧に血管が耐えられなくなると、やがて脳卒中や心筋梗塞などの血管障害を起こし、最悪の場合は死に至るのです。

高血圧の治療には、血圧を下げる降圧薬が用いられます。**しかし血圧は降圧薬を飲まなくても下げることができます。**よく知られているのが食事と運動です。高血圧の外来でも、降圧薬を飲みたくないという患者さんには、食事と運動の指導をします。例えば、食事であれば減塩の指導は必ずしますし、運動ではとにかく「歩きなさい」といっています。減塩と歩くことは降圧薬なしで血圧を下げる基本ですが、その他にも血圧を下げる方法はさまざまあります。

例えば、血圧を下げる食品というものが存在します。本書ではそうした食品をいくつか紹介していますが、その多くは研究に協力していただいた患者さんに、24時間自動血圧計をつけてもらって得られたデータをエビデンス（根拠）にしています。この「はじめに」の前のページの「レモン果汁の飲用と収縮期血圧」のグラフもその1つです。ちなみに、**このデータを書籍で公開するのは初めてです。**

よくテレビの健康番組などで、「血圧を下げる食品」が紹介されていますが、どれ

だけ科学的なエビデンスがあるか疑問が残ります。

本書で紹介している降圧食品やその他の降圧法（合谷の指圧や自律訓練法など）の多くは、24時間自動血圧計を用いて、科学的に検証されたものです。すべて、自信を持っておすすめしています。

また本書では、私の長年の研究テーマである「時間療法」についても、詳しく述べています。降圧薬は飲む時間帯によって効果が人それぞれ異なるため、その人にとってもっとも効果のある時間帯を見つけて処方するという治療法です。

これは降圧食にも応用できるため、本書ではその検証も行っています。もっとも効く時間がわかれば、同じやり方でも、より降圧効果が得られます。降圧食品を食べても、薬をやめられるほど血圧が下がらないという人は、食べる時間を変えてみましょう。もっと血圧の下がる時間帯が見つかるかもしれません。

２０２０年10月吉日　渡辺尚彦

目次

初公開！ レモン果汁飲用と収縮期血圧の変化……2
はじめに……4

第1章 科学的な血圧降下法

「科学的に血圧を下げる」とは？……16
血圧は24時間一定ではない……19
血圧は時間と宇宙に支配されている……22
太陽の黒点が多いと心拍数が増え、少ないと血圧変動が大きくなる……24
ハルバーグ先生の時間療法……26
降圧剤はいつ飲んだらいいか？……28

起床時を起点に服用時間を決める……30
6通りの服用方法で降圧効果に大きく差が……32
時間療法のテーラーメード……34
時間を換えれば薬を増やさなくてよい……38
血圧を下げる食べ物は存在する?……42
降圧剤を科学的に検証する時間栄養学……44
お酢飲用の時間療法　お酢を飲むタイミングで降圧度が異なる……46
降圧食品で薬がやめられる……48

第2章 科学的に血圧を下げる食品

お酢……52
お酢を飲むと血圧が下がる……54

レモン果汁……58
皮付きピーナッツ……62
皮付きピーナッツで血圧が下がる……64
ぶどうジュース……67
ぶどうジュースの血圧変化……68
カラハリスイカ……72
カラハリスイカで血圧が下がった……74
ダークチョコレート……78
納豆……80
甘酒……82
みそ汁……84
お茶……86
魚介類……88
マグネシウム……90

第3章

科学的に血圧を下げる日常生活の知恵

合谷のツボ指圧……92
合谷指圧による収縮血圧の日内変動への影響……94
合谷の位置と指圧法……98
ハンドグリップ法（タオルグリップ法）……100
ハンドグリップ法（タオルグリップ法）のやり方……104
自律訓練法……106
自律訓練法のやり方……110
たくさん歩く……114
階段の上り下り……116
きつい下着や服をやめる……118

第4章

科学的に血圧を下げる減塩法

血圧を下げる第1歩は減塩から……120
食塩非感受性の人は減塩しなくてよい？……122
塩分1g未満で降圧剤をやめられた……124
普通の減塩法はすぐに挫折する……126
1週間だけの減塩生活……128
反復して減塩を1週間がんばれば塩味の感覚がリセットされる……130
減塩生活中に食べてはいけないもの……132
塩分なしでおいしく食べるコツ……136
外食ならそばかステーキ……138
朝の減塩が効果的……140
減塩効果を正しく判定するには？……142

第5章

血圧を科学的に下げるための理論

なぜ血圧が高くなるのか？……146
高血圧はサイレント・キラー……149
心筋梗塞は早朝に起こる？……152
血圧が上がったり下がったり……154
血圧が上がる要因が重なると危険……156
根拠なき血圧の「常識」にだまされない……158
血圧はどこまで下げればよいのか？……160
家庭血圧はいつ測ったらよいのか？……162
血圧は心臓の位置で測る……164
130／80㎜Hgは高血圧予備軍……166
どうすれば降圧薬を飲まなくてすむか？……168

たばこを吸うと血圧が上がる……170
お酒を飲むと血圧が下がる？……172
太りすぎで血圧が上がるのはどうして？……174
運動しないと血圧が上がる……176
睡眠不足でも血圧が上がる……178
怒りは血圧を急激に上げる……180
時間栄養学を取り入れる……182
新型コロナウイルス（COVID-19）と高血圧……184

デザイン／大場君人
本文デザイン・DTP／平野智大（マイセンス）
編集協力／福士 斉
イラスト／丸口洋平
撮影／近藤 豊
印刷／シナノ書籍印刷

第1章

科学的な血圧降下法

「科学的に血圧を下げる」とは？

血圧を下げるには、科学的な方法で行わなければ意味がありません。例えば「深呼吸をすると血圧が下がる」といわれていますが本当でしょうか。

確かに深呼吸をして測ると血圧は下がります。私の外来でも、患者さんが緊張していると血圧が高くなることが多いため、深呼吸してもらってから血圧を測るようにしています。

深呼吸をする前の血圧と、深呼吸した後の血圧を比べると、ほとんどの患者さんの血圧は下がっていることがわかります。

しかし人によっては、深呼吸してもらったのに、逆に血圧が上がってしまう人もいるのです。

また深呼吸による降圧効果は持続しません。1回深呼吸して血圧が劇的に下がった人も、1カ月の血圧の平均を解析すると下がっていないことがわかります。一時的に血圧が下がっても、その効果は持続しないため、科学的には「深呼吸で血圧が下がる」

とはいえないのです。

血圧は1日のうちに何度も測定して、統計的な解析を行わないと、本当に下がったのかどうかを判定することができません。

では統計的な解析を行って、どのくらい血圧が下がれば「血圧が下がった」といえるのでしょうか。

以前、杜仲茶《とちゅうちゃ》が血圧によいらしいということで、九州大学で臨床試験が行われました。被検者は60人で、これを30人ずつ、2つのグループに分け、一方は濃縮タイプの杜仲茶を飲んでもらい、もう一方はプラセボ（偽薬という意味）といって、見た目は杜仲茶のような色をしていますが、杜仲茶の成分は一切入っていない飲み物を飲んでもらいました。

医薬品でも、偽薬を本物だと思って飲むと、薬の成分が入っていないのに、薬のように効いてしまうことがあります。これをプラセボ効果といいます。

プラセボ効果を取り除くため、医薬品の臨床試験を行うときには、被検者に薬を渡す医師も、実際に薬を飲んでもらう被検者も、どっちを飲んでいる（飲ませている）

のかわからないようにします。

これはダブル・ブラインド法（二重盲検法）といって、最も科学的で信頼のおける臨床試験のやり方です。杜仲茶の臨床試験でも、二重盲検法で降圧効果を検証しています。

その結果、杜仲茶を飲むと平均で血圧が1㎜Hgほど下がることがわかりました。「㎜Hg」は血圧の単位で、「ミリメートルエイチジー」と読みます。家庭血圧計などで示される数字と同じですが、**一般の人であれば、血圧が1㎜Hg下がったくらいでは、ほとんど差がないと思われるかもしれません。ところが科学的には1㎜Hgは十分に統計的優位差があるデータなのです。**

よくテレビなどで血圧を下げるといわれる食品が紹介されますが、実際にそのデータを科学的に解析したら、統計的優位差が得られないものがほとんどだと私は思っています。

また科学的なデータでは「再現性」というのも重要です。科学者が行う研究では、同じ条件や手順で行った場合、同じ結果が出なければなりません。これが再現性で、科学的であることの絶対条件です。

何年か前、スタップ細胞（人為的な操作で、いろんな細胞になれる能力をもつようになった細胞）の論文がマスコミで話題になりました。

しかし、その後の実験ではスタップ細胞の再現性が見られず、スタップ細胞の論文はすべて否定されてしまいました。

再現性を調べる研究には時間がかかりますが、ここまでやらないと、本当に科学的とはいえないのです。

血圧は24時間一定ではない

この本の読者の中には、毎朝、血圧（家庭血圧）を測っている人がいると思います。朝と夜2回測っている人もいるでしょう。

私も自分の患者さんには、朝と就寝前に血圧を測っていただき、数値を記録してもらっています。家庭での血圧が安定しているかどうか知るためです。

家庭血圧は患者さんの血圧コントロールを確認する指標としては有効ですが、1日

2回の測定では、血圧に関する科学的なデータを得るには十分ではありません。学術論文などに用いるデータはより科学的であることが求められます。

なぜなら血圧は24時間一定ではないからです。血圧は寝る前などの安静時は低くなりますし、睡眠中も低くなるのが普通です。一方、日中活動しているときの血圧は高くなります。

運動している最中は血圧は上がりますし、イライラしたときや、怒ったときにも血圧は上がります。

テレビドラマなどで、怒りっぽいご主人を奥さんが「そんなに怒ると血圧が上がりますよ」とたしなめるシーンがよくありますが、これは本当です。それを示すデータもあります（第5章で紹介）。

家庭血圧はいつも安定しているのに、病院で医師や看護師に計ってもらうと血圧が高くなる人がいます。「白衣性高血圧」といって、白衣を着た人に測られると血圧が高くなる人のことをいいます。

白衣性高血圧ではない人でも、病院で測る血圧は高くなる傾向があります。病院で測る血圧の高血圧基準値は収縮期血圧（上の血圧）が１４０㎜Hg以上、拡張期血圧（下の血圧）が90㎜Hg以上（以下、「１４０／90㎜Hg以上」のように表記）ですが、家庭血圧では１３５／85㎜Hg未満となっています。病院で測ると高くなる傾向があることから、家庭血圧は５㎜Hg下げた数値が高血圧基準値となっているのです。

病院で測る血圧が高くなるのは、緊張するからです。緊張すると血圧が上がるメカニズムについては後で詳しく説明しますが、緊張をやわらげるために効果的なのが、冒頭に述べた深呼吸です。深呼吸して緊張がほぐれると血圧は下がります。瞬時に30～40㎜Hg下がる人も珍しくありません。

ただし深呼吸をしても、測っている間、「深呼吸したのに、血圧が下がらなかったらどうしよう？」といった考えごとをしていると、血圧はどんどん上がってしまいます。**ですから、血圧を測るときは何も考えず、肩の力を抜き、ゆったり深呼吸しなければなりません。**しかし白衣性高血圧の人のように、深呼吸をしても血圧が下がらない人がいます。

そこで高血圧の患者さんには血圧手帳を渡して、家庭血圧を記録していただいているのです。

このように血圧は24時間一定ではありません。月1回の診察室血圧と家庭血圧の記録だけでは、学術論文に使える科学的な血圧データとしては乏しいのです。

血圧は時間と宇宙に支配されている

血圧を24時間毎日測り続けると、血圧に関するさまざまなデータを得ることができます。そのため私は、24時間、自動的に（通常は30分おきに）血圧が測れる血圧計の腕帯を左腕に巻いて、診察中も移動中も常に血圧を測っています。入浴中以外はほぼ24時間血圧計をつけたままで生活しています。

24時間の血圧測定を始めたのは１９８７年８月でした。**以来33年間、24時間３６５日、血圧を測り続けています。**

私が始める2～3カ月前、後に私が留学し、指導教授となっていただいたミネソタ大学時間生物学研究所のフランツ・ハルバーグ先生も自動血圧計で24時間の血圧測定を始めていました。ですから24時間３６５日の血圧測定を始めたのは、私が最初ではありません。ただハルバーグ先生は途中でやめてしまったので、今も24時間の血圧測定を続けているのは私だけなのです。

33年間、24時間の血圧を測り続けて、わかったことの1つは、血圧は時間や宇宙に支配されているということでした。

私たちの体は1日のリズムを持っています。これをサーカディアン・リズムといいます。サーカディアン・リズムとは、「約24時間のリズム」という意味でフランツ・ハルバーグ教授によって提唱されました。サーカディアン・リズム（以下、「24時間リズム」）があるおかげで、普通に生活している人は、朝になると目覚め、夜になると眠くなります。

睡眠だけではありません。体の中で起こるさまざまな現象が、24時間のリズムを持っています。

また私たちが持っているのは、24時間リズムだけではありません。約12時間のリズムもありますし、約1週間のリズムもあります。その半分の半週リズムというのがあることもわかっています。

その中で、私は血圧に関するリズムを研究しました。24時間365日測り続けた私の血圧は、それらの周期にぴったり対応していることがわかりました。

太陽の黒点が多いと心拍数が増え、少ないと血圧変動が大きくなる

約12時間のリズムは潮の満ち引きが影響しています。潮の満ち引きは月の引力によって起こりますが、月が地球を1周するのは約28日です。私の心拍数も血圧計のデータを解析したら27・8日周期であることがわかりました。

また太陽は約11年周期で活動しています。約11年周期で黒点が増えたり、減ったりしているのです。これを「ウォルフ黒点相対数」といいますが、血圧や心拍数もこの周期で動いていることがわかりました。

この研究は今も続いていて、血圧の変化に再現性があるかどうかも調べています。再現性まで調べるとなると、データ収集にさらに11年かかるので、まだまだ時間がかかります。

太陽活動と心拍数は相関しています。つまり太陽活動が活発になると、心拍数が上がるのです。

高血圧で心拍数が多い時は、心筋梗塞などの心臓発作が起こる確率が高くなることを解明した研究があります。

フラミンガム・スタディ（Framingham Heart Study）と呼ばれる大規模な疫学調査で明らかになりました。１９４８年よりアメリカのボストン郊外のフラミンガム地域で、約４５３０人を対象に始まった虚血性心疾患に関する追跡疫学調査で、現在も調査を継続中です。

この研究で得られた心拍数と心臓発作の関係から推測すると、**太陽活動が活発になるときは、心筋梗塞の発作が起こりやすく逆に、太陽活動がおだやかなときには、血圧の変動が大きくなっていますので。脳卒中の発作が起きやすい可能性があるのです。**断定はできませんが、その可能性はあるでしょう。

このようなことがわかってくると、「この時期は血圧の変動に気をつけよう」といった予防対策にも応用できるのです。

これはスペース・ウエザー（宇宙の天気）といって、ドイツではテレビで放送しています。

ハルバーグ先生の時間療法

人間の体がさまざまなリズムに支配されているのなら、時間の概念を病気の治療に取り入れることで、より効果のある治療法が生まれる可能性があります。

そこで治療効果を確かめるべく、時間療法に取り組んだのが、サーカディアン・リズムの提唱者でもあるハルバーグ先生でした。ただし先生たちが最初に行ったのは血圧の時間療法ではなく、「口腔周囲腫瘍」という口の中にできる腫瘍の放射線治療の時間療法です。

まず腫瘍の温度（主要部の体温）を4時間おきに24時間計測し、腫瘍温度が最も高いときに放射線治療を行った場合と、それより8時間遅い時間に治療を行った場合を比較します。すると温度が最も高いときに放射線治療を行うと、8時間遅い温度が低いときに比べて、腫瘍の縮小効果が大きいことが明らかになりました（図1）。

また腫瘍温度が最も高いときに放射線治療を行うと、2年間の再発率が低くなるこ

時間治療による治療効果の違い（時間放射治療）

図1

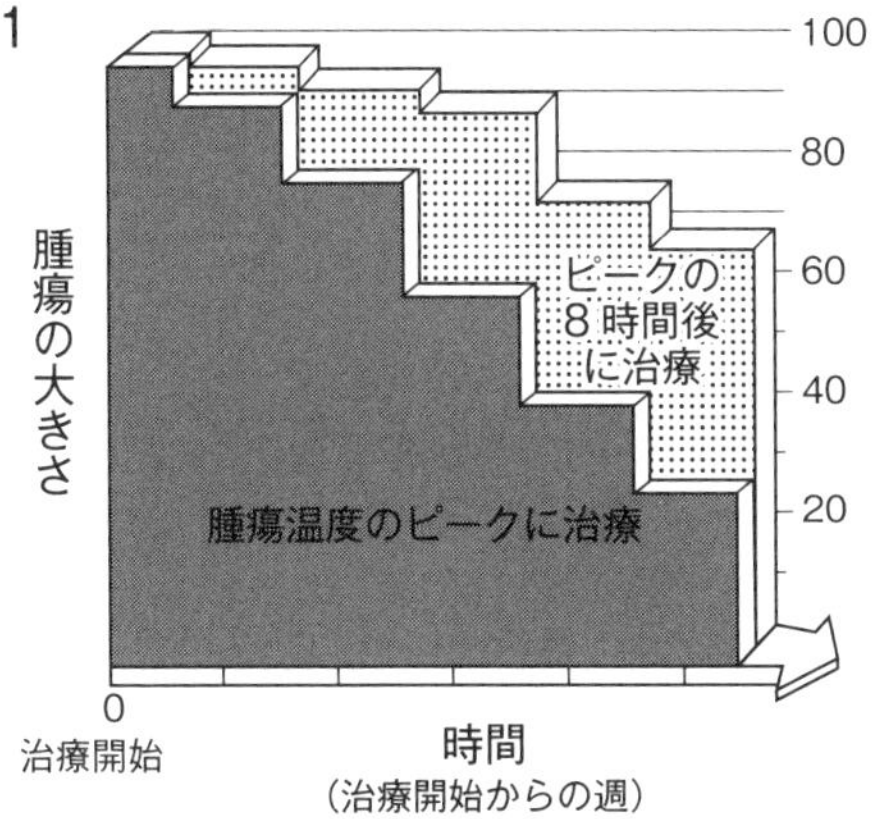

図2

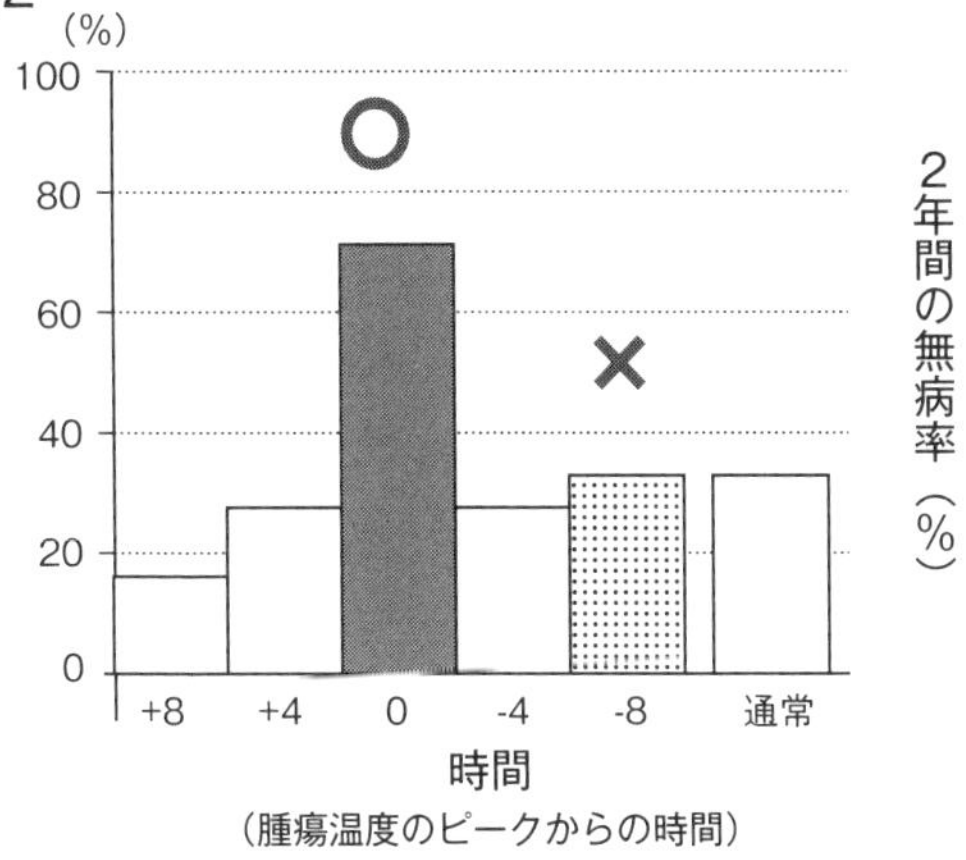

Halberg F et al: J Exp Ther Oncol 3:223-260, 2003 より　ⒸHalberg

ともわかりました（図2）。

降圧薬はいつ飲んだらいいか？

降圧薬の歴史でいうと、かつては毎食後3回服用する薬が主流でしたが、昼は飲み忘れることが多いので、朝と夕方2回の服用で1日中血圧をコントロールできる薬が開発されました。そして今では朝1回だけの服用だけですむ降圧剤が主流になっています。

現在、高血圧の患者さんに処方される降圧薬の多くは、朝食後に1錠服用するものが一般的です。朝1回の薬が効かない場合は、薬の用量を増やしたり、別なタイプの薬を上乗せします。それが今までの高血圧治療の常識でした。

その常識を疑うようになったのは、ある患者さん（58歳・男性）に24時間血圧計をつけてもらい、そのデータを解析したときのことでした。

その患者さんは毎朝食後にピンドロールという降圧薬（血圧を上げる交感神経のβ《ベータ》受容体への作用をブロックする薬）を飲んでいて、日中はよく下がっていたのですが、

降圧薬はいつ服用したらいいか?(毎食後と就寝時)

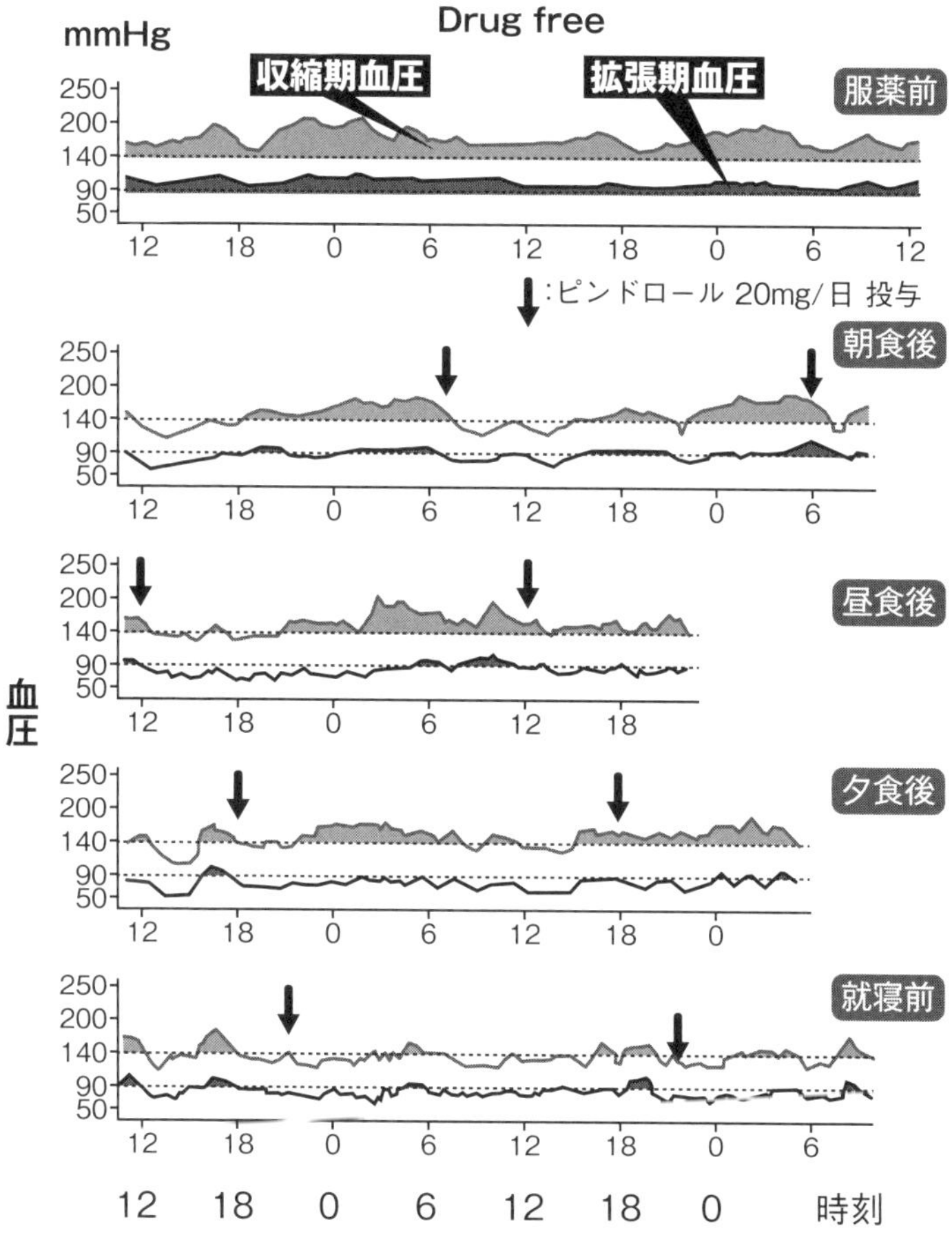

ⒸYoshihiko Watanabe

夜中に高くなったまま朝まで下がらないことがわかりました。

そこで夜中の血圧を下げるため、患者さんに薬を増やすことを提案したのですが、本人が薬が増えることを嫌がりました。そこで服用する時間を昼に変えてもらうことにしました。すると服用した直後から血圧が下がっていきますが、朝起きて昼に降圧薬を服用するまでの午前中は血圧が高いのです。

次に夕食後に服用してもらうと、血圧が平均的に下がってきました。さらに寝る前に服用してもらうと、もっと下がりました。朝食後、昼食後、夕食後、就寝時と、4通りの服用で血圧がどのくらい下がったかを比較すると、この患者さんの場合は、就寝前が最も降圧効果があることがわかりました。これが私が初めて行った時間療法です。

起床時を起点に服用時間を決める

時間療法の論文というのは、最近ではたくさん出ていますが、すべて朝食後と就寝時の2通りを比較したものです。確かに4通りの効果を比較するのは、手間も時間もかかります。しかし4通りでもそれ以外の時間帯では、どのくらい効果が異なるのかわかりません。

次の研究では、4通りよりも多い6通りの時間帯で服用していただき、降圧効果を調べました。服用する時間は、起床時、起床3時間後、起床6時間後、起床9時間後、起床12時間後、起床15時間後です。


服用時間をこの時間に設定したのは、師匠のハルバーグ先生から「起床時を中心にデータをとりなさい」とアドバイスされたからです。

人間の24時間リズムは、朝目が覚めたときにスタートします。そこから朝食を摂るまでの時間は人によってまちまちです。これでは朝食後の服用時間も人によって異なります。また朝食を食べない人は、朝に飲んでいない場合もあるので、データにばらつきが出てしまいます。このようなデータのばらつきを取り除くには、24時間リズムが始まる起床時を起点にする必要があるのです。

そこでこの研究に参加していただいた患者さんにも、朝起きたらすぐ薬を飲むように指導しました。さらに起床時を起点にして、起床時から3時間後、6時間後、9時間後、12時間後、15時間後と、6通りの飲み方をしていただき、血圧データをとっていったのです。

6通りの服薬方法で降圧効果に大きく差が

この研究に用いた薬は、アンジオテンシンⅡが細胞内に取り込まれるのを抑えて血管を拡張させるアンジオテンシンⅡ受容体拮抗薬（ARB）のロサルタンと利尿降圧薬ハイドロクロロチアジドを合わせた合剤でした。

患者さんに同意を得て、6通りの方法で服薬してもらいました。しかし降圧薬は飲んですぐに効果が出ませんので。約2カ月間同じ時間で服用していただき、薬の効果が安定した時に評価するようにしました。

そこで服薬時間を変更したときは、新たな時間で服薬を開始してから2カ月後に、24時間／7日間の血圧記録を30分間隔で行って、降圧効果がどのくらい違うのかを評価することにしました。

その結果、**図3の患者さんの場合、収縮期血圧は、起床15時間後に服用すると最も低くなることが判明しました。逆に、起床3時間後では収縮期血期が上昇することも**

図3　降圧薬の時間療法

※6通りの服薬時刻で効果が異なった。

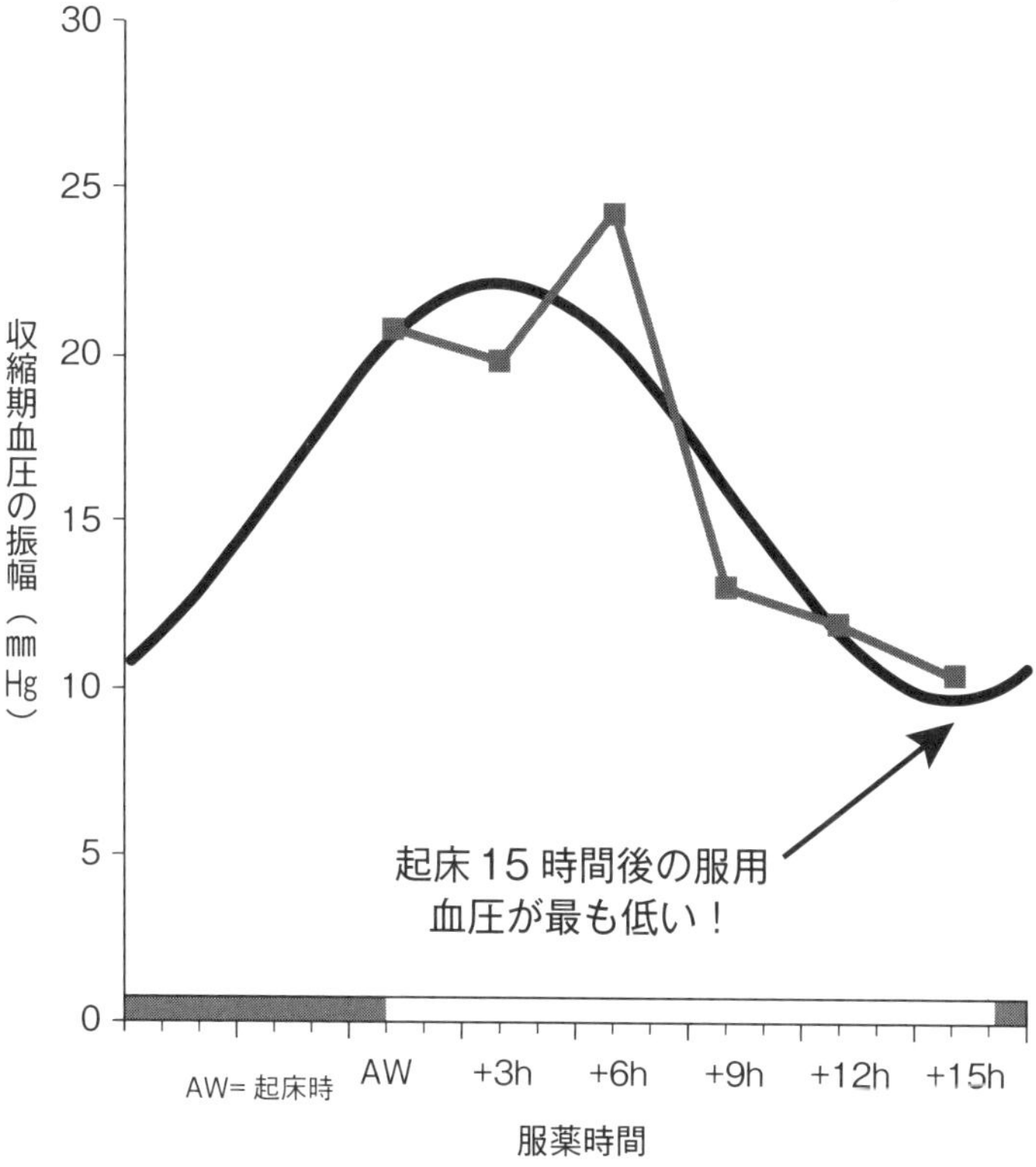

ⒸYoshihiko Watanabe

わかりました。

時間療法のテーラーメード

図3はわずか1例での症例研究です。薬の吸収や代謝されるスピードには個人差があります。すると時間療法を行った場合、人によって降圧効果が異なってくる可能性があります。

そこで、もっと多くの患者さんに協力をお願いして、次なる研究へと進むことにしました。

30人の高血圧患者さんに32ページと同じ薬を服用してもらいました。やり方は図3と同じように、服薬前と起床時、起床3時間後、起床6時間後、起床9時間後、起床12時間後、起床15時間後の6通りの方法で24時間/7日間血圧を調べてもらいました。

結果としてベストな服薬時刻は、1人ひとり異なることがわかりました。そして、すべてにおいて統計的有意差が得られました。つまりいずれの場合も科学的に信頼できるデータが得られたことになります。

図4 降圧薬の時間療法の例①

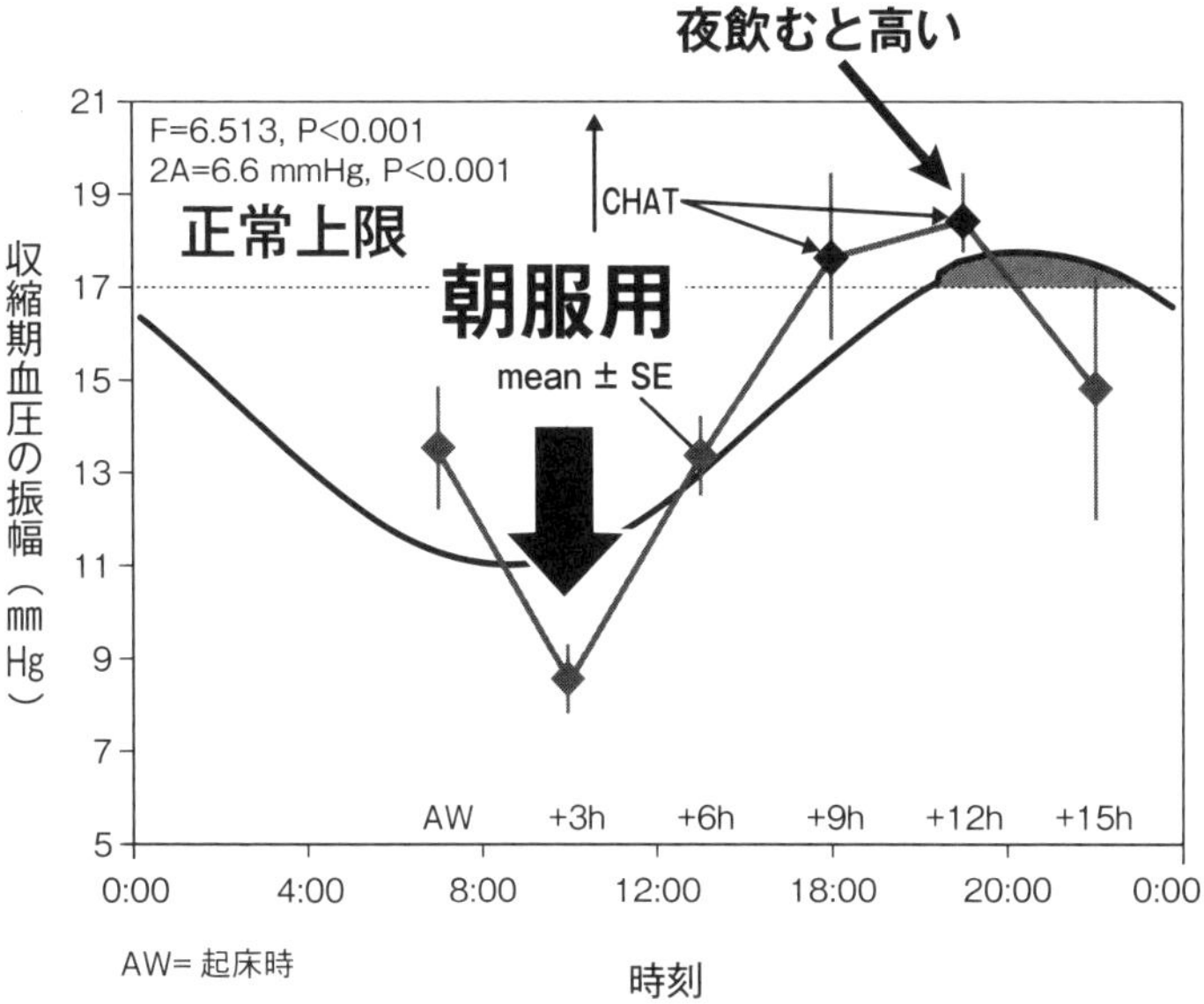

CHAT：Circadian hyper-amplitude tension
（高振幅血圧日内変動：振幅が正常上限を超えるタイプ）

図4の患者さんは起床時に服用すると、収縮期血圧は下がるものの、夜（起床15時間後）飲むと高くなることがわかりました。

しかし別の患者さんの24時間／7日間血圧計のデータをみると、図4とは異なる結果になりました。例えば、図5の患者さんは朝（午前中）に薬を飲むと血圧が上昇するのに対し、夜間の服用では下がることがわかりました。

また収縮期血圧のベストな服薬時刻をみると、起床時がよかった人が8人、起床12時間後がよい人が8人いました。

さらに起床15時間後は5人。数は少ないですが6時間後がよかった患者さんもいましたし、起床9時間後がよかった人もいました。このように、薬がよく効く時間には、明らかな個人差があることがわかりました。

降圧薬の効果が最もよくなる服用時間は1人ひとり違います。つまり降圧薬はその患者さんに最適な時間に飲んでもらうべきなのです。1人ひとりの体の寸法を測って服を作るように、個人にあった服薬時間を探し出すのが、時間療法による「テーラーメード医療」です。

時間で治療効果が変わるなら、時間を無視した治療は患者を死に至らしめるかもし

図5　降圧薬の時間療法の例②

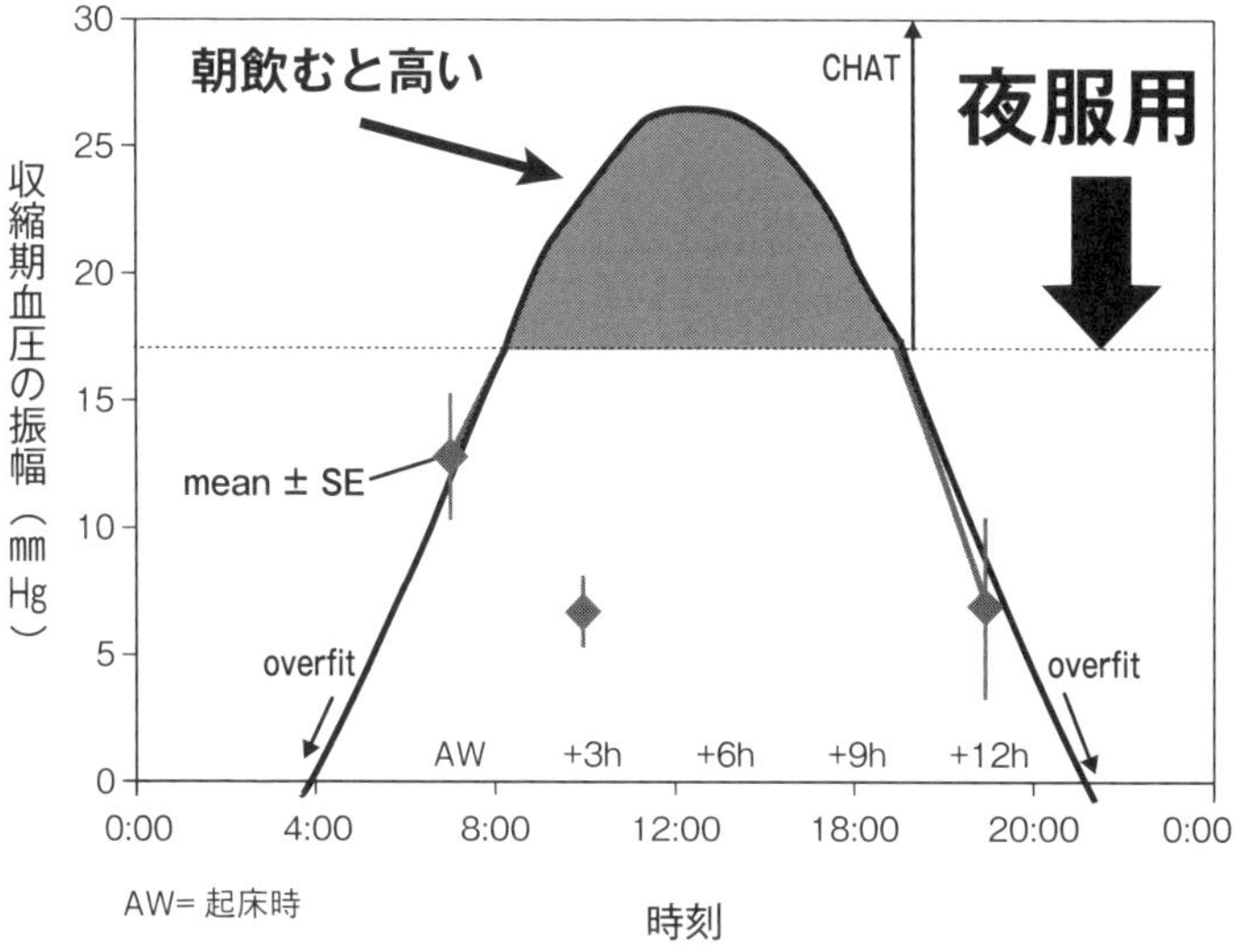

CHAT：Circadian hyper-amplitude tension
（高振幅血圧日内変動：振幅が正常上限を超えるタイプ）

れません。事実、時間生物学の父ハルバーグ先生は「時間を考慮しない治療は医原性の死をもたらしているかもしれない」と述べています。

時間を換えれば薬を増やさなくてよい

図6の患者さんは、当初、収縮期血圧140㎜Hgで、ニフェジピンCR（カルシウム拮抗薬＝カルシウムの働きを抑えて血管を拡張して血圧を下げる薬）10㎎を、アムロピジン（カルシウム拮抗薬）5㎎に変えたところ、収縮期血圧が149㎜Hgに上がってしまいました。そこでイルベサルタン（ARB）100㎎を加えたところ、十分な降圧効果が得られなかったので、イルベサルタン100㎎＋アムロピジン10㎎に変更すると、収縮期血圧の平均値が121㎜Hgに下がりました。そこで、ここから時間療法を開始することにしました。

この患者さんには今までの6通りに、就寝時（寝る前）を加え、7通りの服薬時間でデータをとりました。すると起床6時間後で120㎜Hgと最も低くなりました。アムロピジン5㎎と比較すると29㎜Hgも下がったことになります。また起床12時間後

図6
イルベサルタン/アムロジピン10㎎の時間療法 ー24時間/7日間ABPMによる検討ー

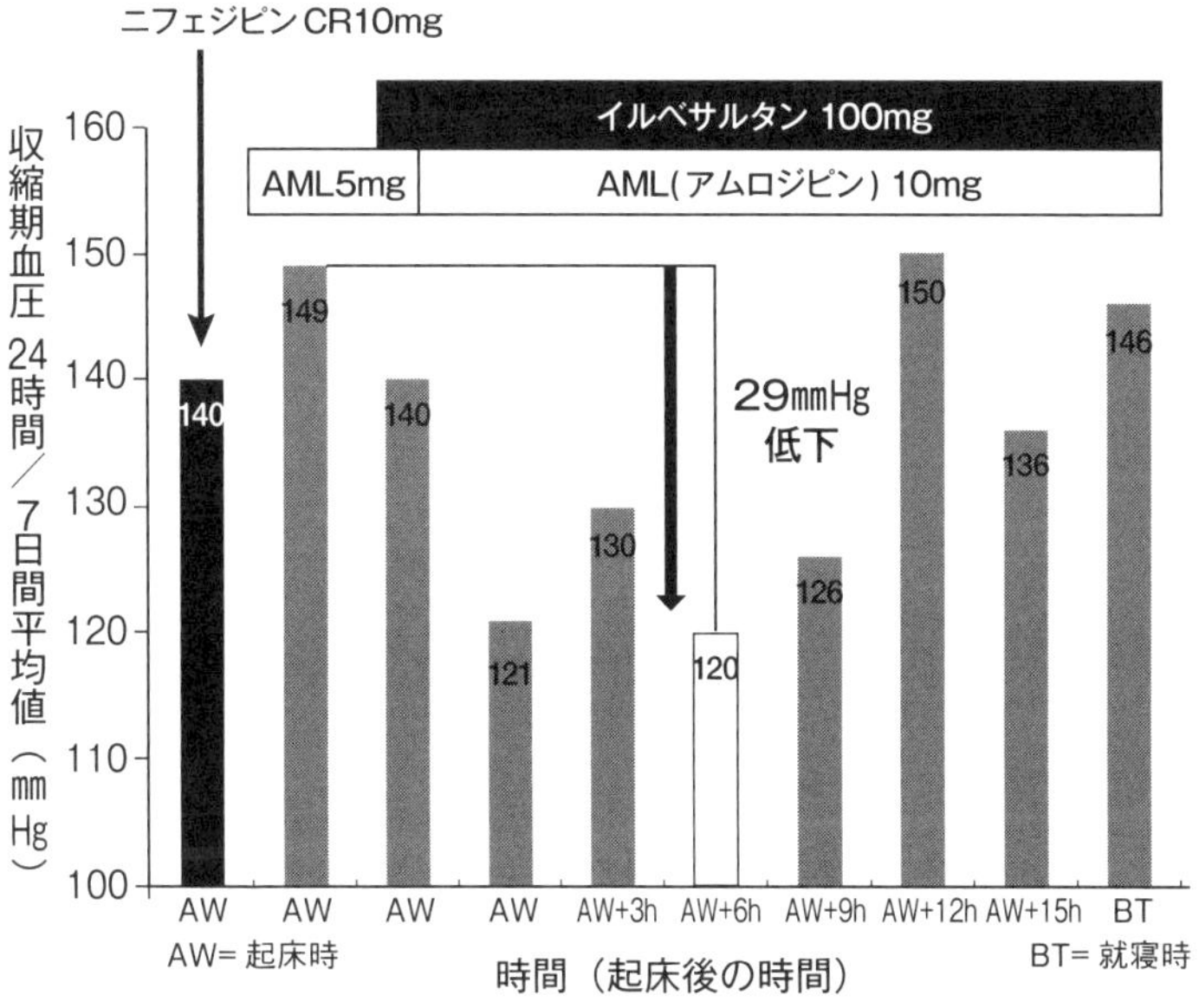

ⒸYoshihiko Watanabe

のときと比べても30㎜Hg低下しています。つまり、この患者さんの場合は、起床6時間後の服用が最も適していることがわかったのです。

もう1つの症例を紹介しましょう。図7の患者さんは、薬を飲む前の収縮期血圧の平均値が157㎜Hgでした。そこでテルミサルタン（ARB）80㎎を処方したところ、148㎜Hgまで下がりました。そこでテルミサルタン80㎎＋ハイドロクロアチアジド（利尿薬）に変更し、時間療法を行うことにしました。

服用時間は、起床時、起床3時間後、起床6時間後、起床9時間後、起床12時間後、起床15時間後、起床18時間後の7通りです。

結果は図7のグラフのように、起床9時間後の服用で、109㎜Hgとかなりよい降圧効果が得られました。

109㎜Hgという血圧値は、降圧薬を飲む前よりも48㎜Hg、テルミサルタン80㎎だけを服用していたときよりも39㎜Hg低くなっていました。また起床3時間後と比較しても、16㎜Hg低下していました。

これらのデータから、**この患者さんは起床9時間後が最も降圧効果がある時間ということがわかり、その後も起床9時間後に飲んでもらっています。**

図7 テルミサルタン80mg / ハイドロクロロチアジド12.5mgの時間療法 24時間/7日間血圧測定による検討

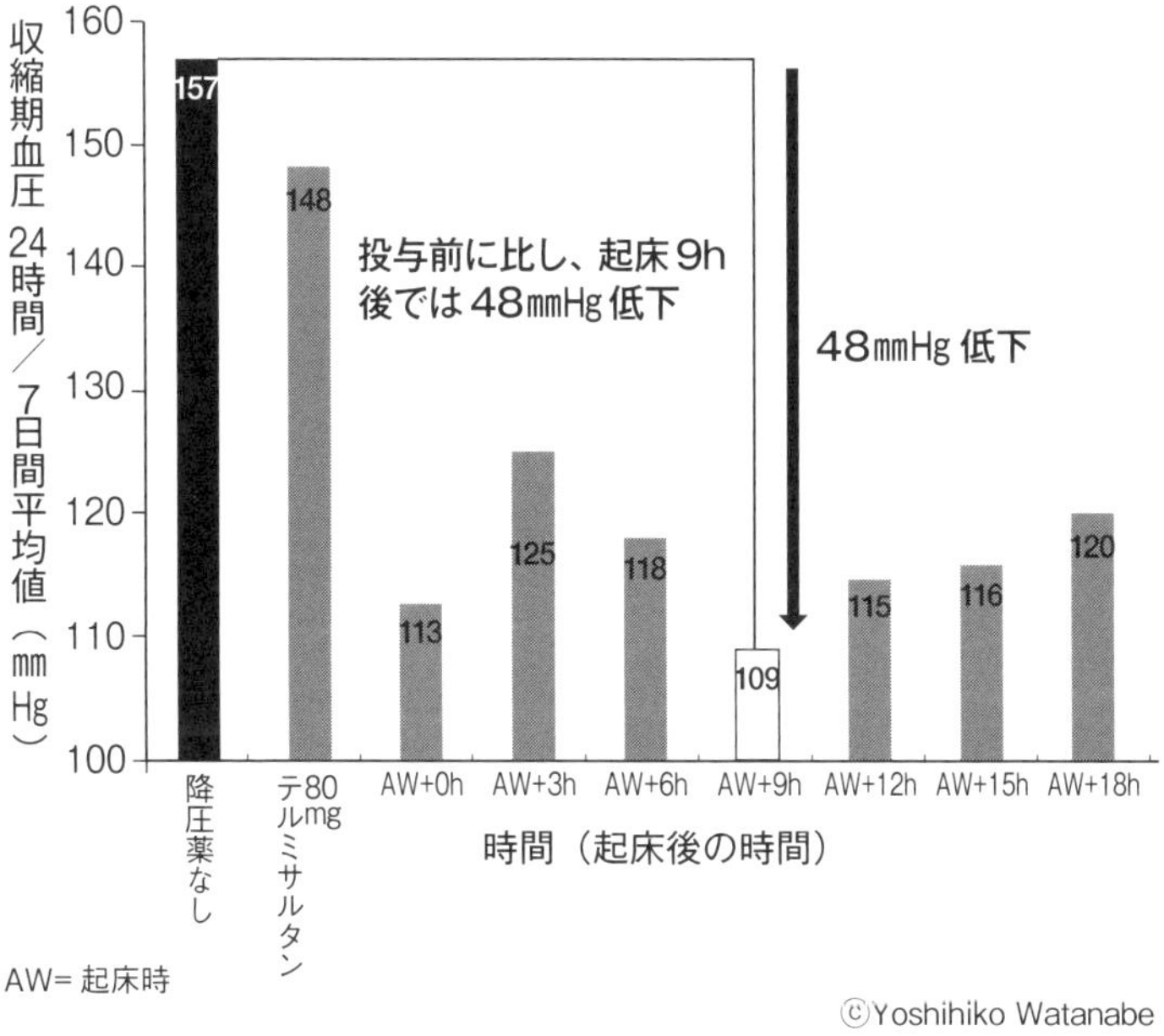

ⓒYoshihiko Watanabe

このように、薬の服薬時間を変えることで、個々の患者さんの最も最適な服薬時間を見つけることができるのです。

血圧を下げる食べ物は存在する？

テレビや雑誌などで、「血圧が下がる食品」がよく話題になります。私の患者さんにもいますが、高血圧とわかっても、降圧薬を飲みたくないという人がいます。そんな患者さんは、血圧が下がると話題になった食品を試したがるので、いろいろと相談を受けることがあります。

ところが**マスコミで取り上げられる食品で、科学的に降圧効果があるといえる食品はほとんどありません。**

例えば、エビデンスとして示されているデータが、動物実験だけのものもあります。医薬品の開発はまず動物実験から始まりますが、最終的にヒト臨床試験で、本当に降圧効果があることが確認できなければ「科学的に血圧を下げる」ということにはなりません。血圧が下がるといわれる食品の中には、ヒト臨床試験が行われたものもあります。ではヒト臨床試験を行っている食品だから信頼できるのかというと、これもあやしいものです。被検者がわずか数人程度のデータが多いからです。先述の杜仲茶の臨床試験のように、60人くらいの被検者がいないと、なかなか信頼できるデータとはいえないでしょう。

しかし、被検者が少なくても、**私のように頻回に24時間の血圧データをとっていれば研究対象になりますが、1日1回か2回の家庭血圧の記録だけでは科学的とはいえません。**中には、昔から「血圧を下げる」といわれているだけで、証拠となる論文が見つからないものもあります。

薬を飲まずに血圧を下げたいと思っている人は、こうした食品に飛びつきます。しかしそれを続けても血圧が下がらなければ、やめてしまいます。

そのため、今ブームになっている血圧を下げる食品が廃れると、別の食品がブームになるということが繰り返されるのです。

もちろん、論文がある食品については「血圧を下げる可能性がある」とはいえるでしょう。

過去の私の本で紹介している食品の中には、他の人の論文を紹介しているものもありますが、できれば自分の手でしっかりと調べたいと思っています。

しかしそのためには、協力してくれる患者さんを見つけることと、また効果を検証するためにはかなり時間がかかります。科学的に血圧を下げる食品を見つけることは簡単ではなく、とても手間がかかるのです。

降圧食を科学的に検証する時間栄養学

血圧を下げる食品、すなわち「降圧食」を科学的に検証するのも、理想としては時間療法を行わなければならないと思っています。

7通りの時間のうち、**1つの時間の効果を調べるのに、最低1～2カ月かかりますから、簡単ではありません。それでもいくつかの食品で、時間療法による降圧効果が確認されています。その1つにお酢があります。**

お酢は昔から血圧を下げるといわれていますし、論文もあります。そこでお酢にも時間療法が応用できるのではないかと思っていました。

そこである患者さんに、お酢を起床時に1カ月飲んでもらったところ、飲む前に139㎜Hgだった収縮期血圧が1㎜Hg下がりました（138㎜Hg）。さらに3カ月続けると2㎜Hg下がりました（137㎜Hg）。

この結果を見た段階では、「下がるといってもこのくらいの数値か？」という印象でしたが、まだこの段階では降圧効果を評価することができません。他の時間に飲んでもらったら、もっと下がる可能性があるからです。

そこで、お酢の時間療法を試してみることにして、次は起床3時間後にお酢を飲んでもらいました。すると収縮期血圧が133㎜Hgまで下がったのです。

次に起床6時間後に飲んでもらったところ、今度は逆に収縮期血圧が143㎜Hgに上がってしまいました。

しかし起床9時間後では、お酢飲む前より2㎜Hg低い137㎜Hgでした。そして起床12時間後では129㎜Hg、起床15時間では130㎜Hg、寝る前では124㎜Hgでした。つまり7通りの時間の中で、**寝る前にお酢を飲むと最も降圧効果が得られる**

お酢飲用の時間療法
お酢を飲むタイミングで降圧度が異なる

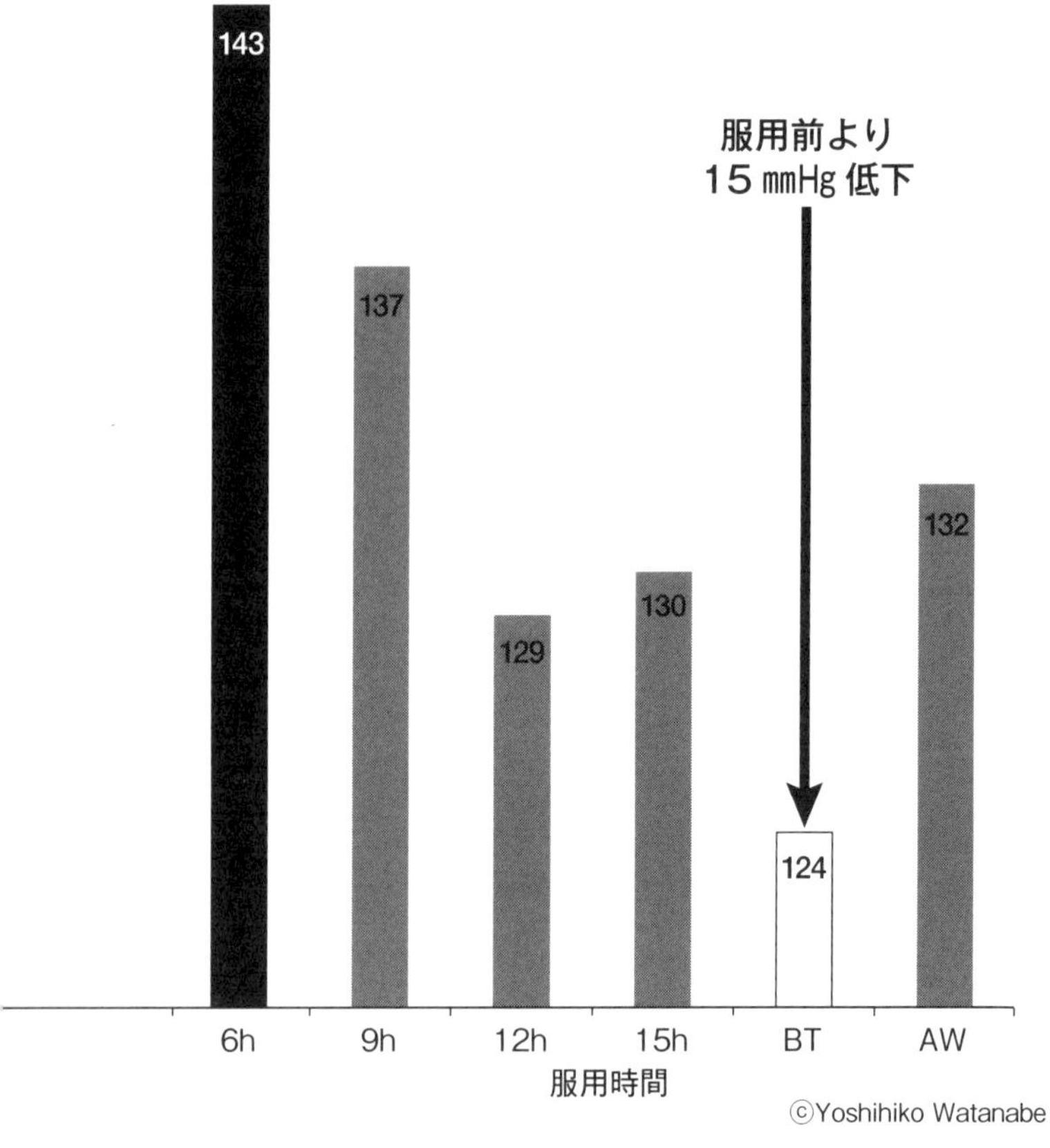

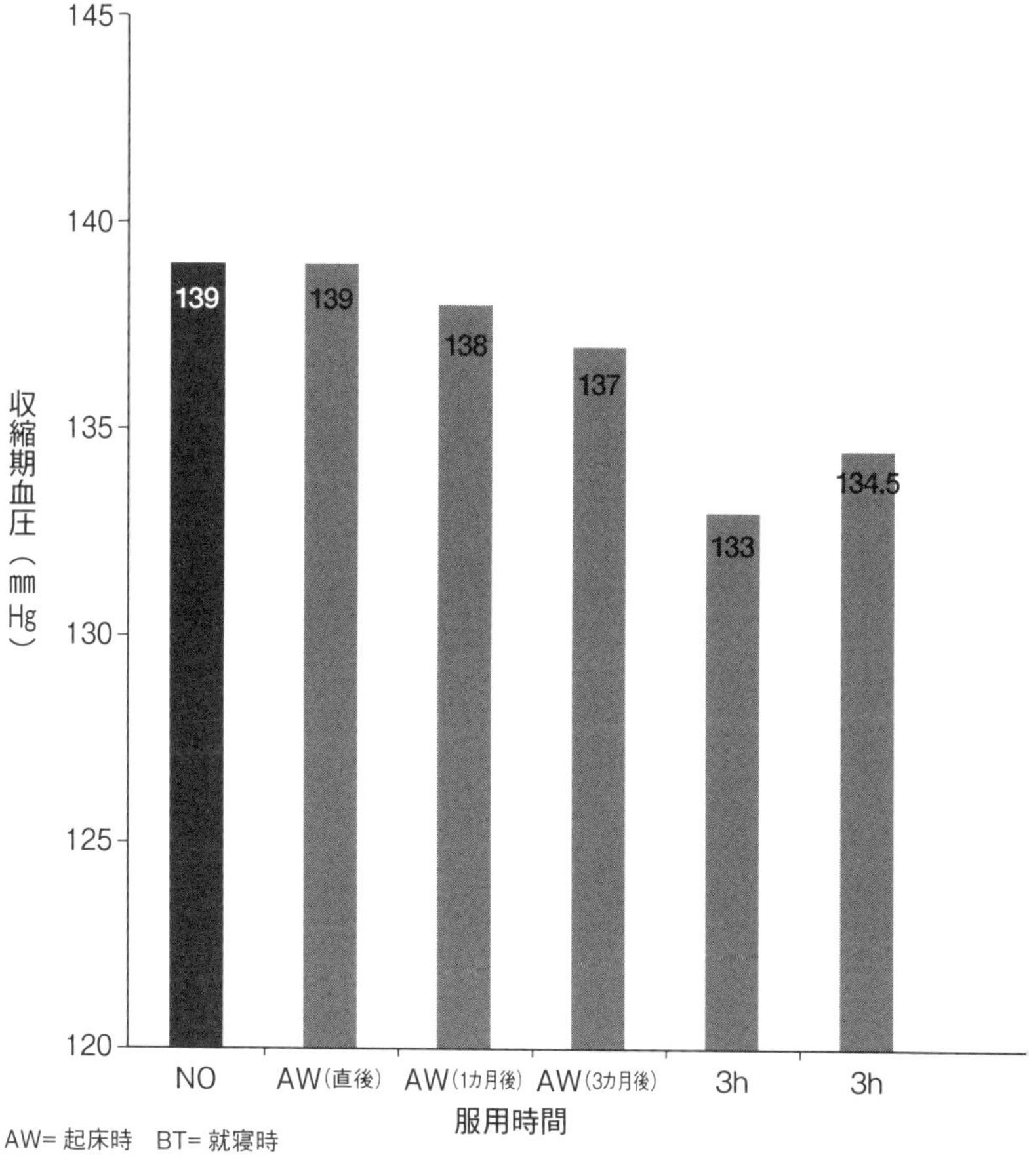
145
140
135
130
125
120
収縮期血圧（mmHg）
139
139
138
137
133
134.5
NO
AW（直後）
AW（1カ月後）
AW（3カ月後）
3h
3h
服用時間
AW= 起床時　BT= 就寝時

ことがわかったのです。

この患者さんが最初に外来に来たときの収縮期血圧の一週間の平均は150㎜Hgもありました。その後、がんばって減塩しましたが、それでも137㎜Hgまでしか下がりませんでした。しかし本人が「絶対に降圧薬を飲みたくない」というので、お酢の時間療法を始めることにしたのです。

現在この患者さんは、時間療法の再現性の段階に入っています。同じことが1回起こったからといって、必ず同じ結果になるとは限りません。再現性を確認しないと、本当に科学的とはいえないからです。

降圧食品で薬がやめられる

お酢のように科学的に効果が検証できた降圧食品は、薬との併用でも効果が期待できます。食品の降圧効果が加わることによって、降圧目標値よりも血圧が下がってきた場合は、今まで服用していた薬の用量を減らしたり、将来的には薬をやめられる可能性があるということです。

まず食品と薬を併用している間は、薬を飲む時間を絶対に変えないことが1番大事なポイントです。

薬を飲む時間は常に一定にして、食品を摂る時間だけを起床時を起点に、3時間おきに変えていくのです。こうすることで、その食品の最も降圧効果のある時間がわかります。食品の時間も薬の時間も変えてしまうと、血圧が下がったのが食品の効果なのか、薬の効果なのか評価することができません。

朝食後に薬を飲んでいる人は、今までどおり朝食後の服用を続け、食品を摂る時間だけを変えていきます。食品の場合も血圧が下がるかどうかを見極めるには、最低1カ月かかります。起床時、起床3時間後、起床6時間後、起床9時間後、起床12時間後、起床15時間後、寝る前の7通りを試すとすれば、7カ月かかることになります。かなりの時間がかかりますが、残念ながら7通りすべての時間を試してみると、最も血圧が下がる時間が見つかると思います。

もしも、7通りの中に収縮期血圧が10㎜Hg程度下がる時間帯が見たかったら、降圧薬が減らせる可能性があります。**薬を減らしたいと思っている人は、根気よく食品**

の時間療法を続けてみることが大切です。

なお、薬はいきなりやめてはいけません。降圧療法は日本の防衛に例えれば、降圧薬はアメリカ軍、降圧食品や減塩、運動などは自衛隊に相当します。アメリカ軍がある前提で、それ以外のものの効果をシミュレーションし、どういう状態がベストコンディションになるかを見極めておく必要があるのです。

そしてベストコンディションのときに、薬を少し調整します。それを繰り返していけば、2種類飲んでいた薬を1種類にしたり、薬用量を少なくすることもできます。あるいは薬であるアメリカ軍に完全に撤退していただくことができるかもしれません。つまり降圧薬を完全にやめられる可能性もあるのです。

第2章

科学的に血圧を下げる食品

お酢

この章では、科学的に血圧を下げることが明らかになった食品をいくつか紹介することにします。

まず第1章でも紹介したお酢ですが、科学的に血圧を下げる作用が認められている代表的な食品の1つです。

大手食品メーカーであるミツカンの研究所では、血圧が高めの36～65歳（平均52歳）の男女57名（男性34名、女性23名）を、1日大さじ1杯（15㎖）のお酢（食酢）を飲むグループと、2杯（30㎖）飲むグループに分け、血圧がどのように変化するかを研究しました。**結果は、収縮期血圧が1杯のグループは約10㎜Hg、2杯のグループは15㎜Hg低くなることがわかりました。**

この研究は、家庭でお酢を飲んだ2時間後に血圧を測定しています。1日24時間にわたって血圧測定したデータではありません。

そこで私は、何人かの高血圧の患者さんにお願いして、お酢の効果を検証することにしました。

ある患者さんは、お酢を飲む前の収縮期血圧の1週間の平均値が140・5㎜Hgでした。薬剤アレルギーがあって本人が降圧剤を服用したくないことと、ためしに酢を飲んでみたいという希望があったので、研究に協力していただくことになりました。

お酢は起床時に1日15㎖、18日間飲み続けました。その後、24時間血圧を測ったところ、収縮期血圧の平均が136・9㎜Hgになっていました。お酢の飲用後収縮期血圧が3・6㎜Hg下がったことになります（54〜55ページのグラフを参照）。

お酢が血圧を下げるメカニズムも判明しています。**従来はお酢の主成分は酢酸ですが、酢酸が体の中に入ると、アデノシンという血管拡張物質の分泌を促して血圧を下げることがわかっています。**

血管が収縮すると血液の流れがせき止められるので、血管にかかる圧力が大きくなり、血圧が上昇します。逆に血管が拡張すると、血液の流れがよくなるため、血管にかかる圧力が弱まり、血圧が下がってくるのです。

グラフの患者さんの場合、起床時にお酢を飲むことで、24時間にわたって血圧が平

お酢を飲むと血圧が下がる

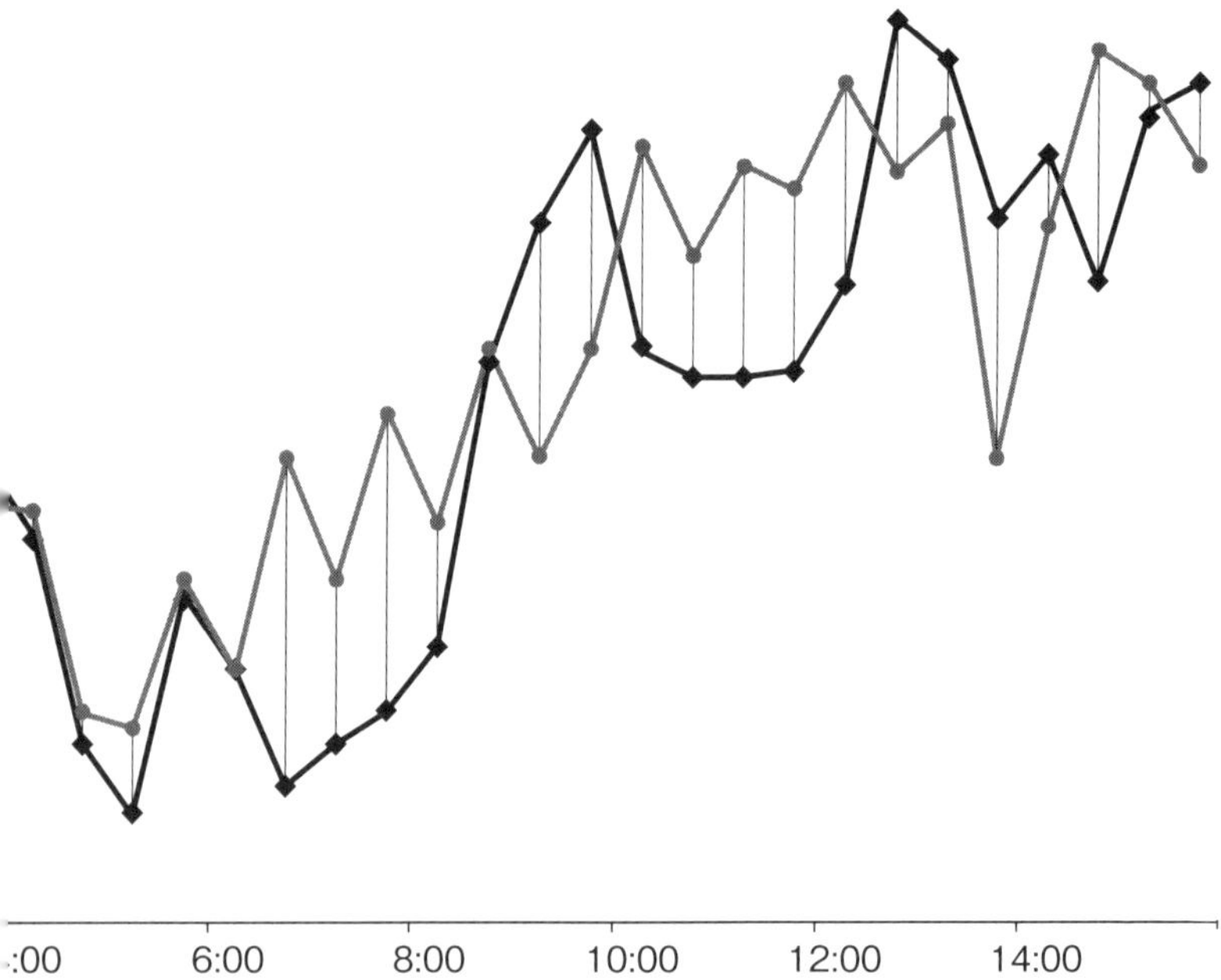

ⒸYoshihiko Watanabe

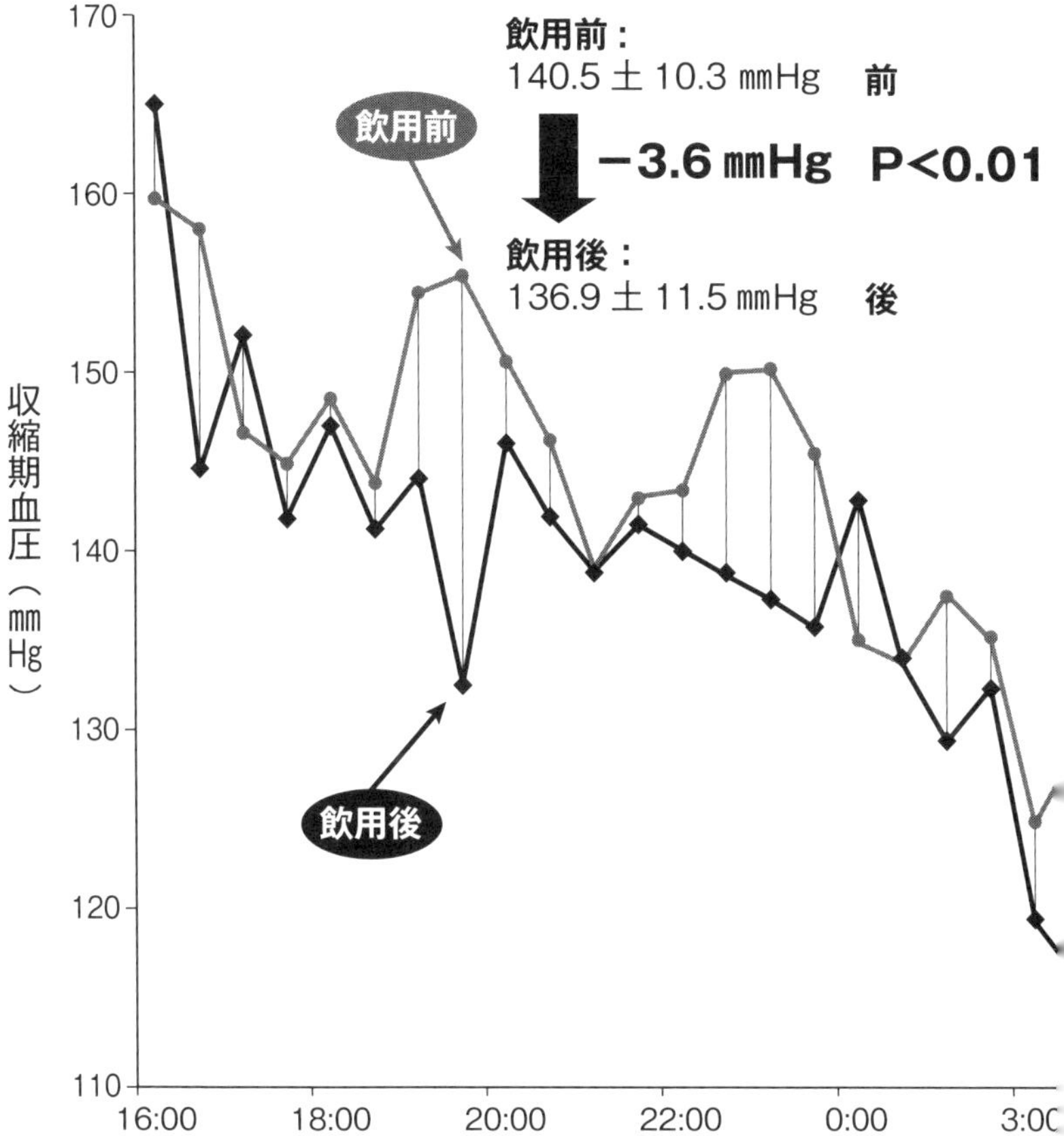
飲用前：
140.5 ± 10.3 mmHg　前
−3.6 mmHg　P<0.01
飲用後：
136.9 ± 11.5 mmHg　後
飲用前
飲用後
収縮期血圧（mmHg）
170
160
150
140
130
120
110
16:00
18:00
20:00
22:00
0:00
3:00

均で3・6㎜Hg下がることが明らかになりました。

お酢の時間療法については、第1章でグラフともに、飲む時間で降圧効果がどのくらい違ってくるのかを詳しく示しているので、もう1度ご覧ください。

46ページのグラフの患者さんの場合、起床時、3時間後、6時間後、9時間後、12時間後、15時間後、寝る前の7通りの時間で飲み比べましたが、寝る前が最も降圧効果が得られました。

この患者さんの場合、起床時では収縮期血圧が2㎜Hgしか下がらなかったのに、寝る前では25㎜Hgも下がっています。時間を変えるだけで、これほど降圧効果に差が出てくるのです。

ですから、お酢を飲んで血圧を下げたいと思っている人は、ぜひ時間療法にトライして、最も効果的な時間を見つけてください。効果があるかどうかは起床時と寝る前に1日2回血圧を測定するか24時間血圧を病院で測定していただくとよいでしょう。最適な時間を見つけるのに時間はかかりますが、試してみる価値はあります。その際、それぞれの時間で最低1カ月は続けるようにしてください。

お酢には米酢や黒酢、穀物酢、リンゴ酢、バルサミコ酢などがありますが、どのお酢にも、血圧を下げる成分である酢酸が含まれているので、効果にそれほど差はないと考えられます。

しかし**お酢そのままでは飲みにくいので、水などの飲料を入れて薄めて飲むとよいでしょう。**

飲みやすさという点では、リンゴ酢がおすすめです。リンゴ酢を水で薄めて、少量のハチミツを入れると、より飲みやすくなります。

また、お酢はもともと調味料なので、上手に使うと減塩にも役立ちます。減塩については、第4章で詳しく説明しますが、しょう油なしで、お刺身や野菜のおひたしなどを食べるのは味気ないという人もいます。そんなときは、しょう油の代わりに、お酢をかけると、おいしく食べられます。

毎日15～30㎖のお酢を飲み、またおしょう油代わりにして減塩すれば、さらなる降圧効果が期待できます。

レモン果汁

レモンも血圧を下げる食品のひとつです。実際、レモンをよく食べる人は血圧が低いという調査結果があります。

広島県の大崎上島町はレモンの一大産地で、ここの住民は5日に1個のレモンを摂取しています。

広島県立大学の堂本時夫教授らは、2011年9月から2013年3月に、1日平均レモン0・47個を摂取している島民女性101人（平均年齢60・9歳）を対象に健康調査を行いました。その結果、レモンを1日0・7個摂取している人はそうでない人よりも収縮期血圧が低く抑えられていることがわかりました。

収縮期血圧が低ければ、高血圧によって起こる心筋梗塞や脳卒中のリスクが下がるので、平均寿命が高くなる可能性があります。ではレモンをよく食べる人はどうして血圧が上がりにくいのでしょう。

レモンが血圧を下げる理由の1つに、酢と同じように、減塩効果が考えられます。レモンの酸味には、塩味を引き立てる効果があるため、自然と塩分を減らすことができるのです。レモンの消費量が多い大崎上島の人々は、普段からレモンを料理に取り入れる中で、無理なく減塩できている可能性があります。

レモンのさわやかな酸味や香りは、和洋中どんな料理にも合わせやすいので、食事による減塩指導に取り入れやすい食材です。私の減塩外来でもレモンを食事に取り入れることを指導しています。

またレモンそのものにも、血圧を下げる働きがあります。有効成分はレモン果汁に含まれるレモンフラボノイドであるといわれています。

高血圧自然発症ラットに、レモンフラボノイド類を16週間投与し、血圧の上昇が抑制されたという研究も報告されています。

そこで私は、レモン果汁の降圧作用について、患者さんに協力していただき、検証してみることにしました。

研究に用いたのはポッカコーポレーションのレモン果汁です。市販のレモン果汁を用いたほうが、お酢のように毎日正確な量を飲むことができるので、科学的なデータが得られやすいのです。

レモン果汁をそのまま飲むと酸味が強すぎるので、協力していただいた患者さんには、15㎖のレモン果汁を水に薄めて飲んでもらいました。**その結果が、本書の2〜3ページに掲載したグラフです。**冒頭に掲載したのは、このグラフを書籍で紹介するのは初めてだからです。

患者さんには、レモン果汁を飲む前に自動血圧計を1週間装着してもらい、飲む前（飲用前）1週間の血圧を測定しました。

そして2020年4月1日から6月3日までの約2カ月間、レモン果汁を起床時に飲んでもらいました。その後、飲む前と同じように自動血圧計を装着してもらい、飲んだ後（飲用後）1週間の血圧を測定しました。

その際、塩分摂取による影響が出てこないように、レモン果汁を飲む前と1週間の血圧測定を行う前に、蓄尿をしていただいて塩分摂取量を調べました。

体の中に入った塩分の一部は尿に排出されるので、蓄尿を行うとどれくらい塩分をとっていたかがわかります。なお蓄尿については第4章で詳しく説明します。

グラフにある塩化ナトリウムは塩分のことで、レモン果汁を飲む前には塩分摂取量が13・1gで、飲んだ後（血圧測定する前）は13・4gだったので、ほとんど塩分摂取量に差はありません。塩分摂取量が変わっていないので、レモン果汁摂取前後の血圧変化が、減塩によらず、レモン果汁の飲用による変化であることがわかります。

この患者さんは降圧薬を飲んでいないので、血圧のコントロールができていませんでした。レモン果汁を飲む直前の1週間の収縮期血圧の平均は144・7㎜Hgもありました。

レモン果汁を飲んだ後の収縮期血圧の平均は136・1㎜Hgだったので、平均で8・6㎜Hg下がったことになります。

またグラフを見ればわかるように、すべての時間帯で、飲む前よりも血圧が下がっていることがわかります。

このグラフはレモン果汁を起床時に飲んだものですが、時間療法を取り入れれば、もっと血圧が下がる時間が見つかるかもしれません。そこで現在、レモン果汁の時間療法のデータ収集を進めているところです。

皮付きピーナッツ

高脂肪で高カロリー食品であるピーナッツは、一見すると健康によくないと思われがちですが、**実は長生き食材の1つです。**

アメリカのハーバード大学の研究チームが、30年間に12万人の食生活を調べたところ、調査に参加した人の死亡率に大きな差が認められ、死亡率を大きく下げる食品の1つにピーナッツがあることがわかりました。

実際、ピーナッツには、飽和脂肪酸と不飽和脂肪酸がバランスよく含まれていることから、コレステロール値を下げたり、血管を強くしたりといった、効果が期待されています。

では血圧についてはどうなのか。この研究結果を耳にしてから、私はピーナッツを食べると血圧が下がるのかどうかを検証することにしました。

高血圧の患者さんに食べてもらうわけですが、ピーナッツなら何でもよいというわけにはいきません。まずコンビニなどで入手しやすい塩バターピーナッツは、塩分が多く、逆に血圧を上げる可能性があるので使えません。

無塩のピーナッツも販売されていますが、私は殻のついた落花生を用いることにしました。殻をむいて食べるわけですが、その際、ピーナッツのまわりについている赤い渋皮（皮）も一緒に食べることにしました。

ピーナッツの皮にはポリフェノールが豊富に含まれています。赤ワインやお茶のカテキンなどで知られているように、ポリフェノールには、高い抗酸化作用（血管のサビつきを防ぐ働き）や血圧降下作用が知られています。

患者さんには、殻をむいた皮付きピーナッツを毎朝20粒食べてもらうことにしました。その結果が、64～65ページのグラフです。

ピーナッツを食べるのは起床時です。患者さんには37日間ピーナッツを食べてもらいました。

食べる前の収縮期血圧の平均は、139・7㎜Hgでした。それがピーナッツを食べ

皮付きピーナッツで血圧が下がる

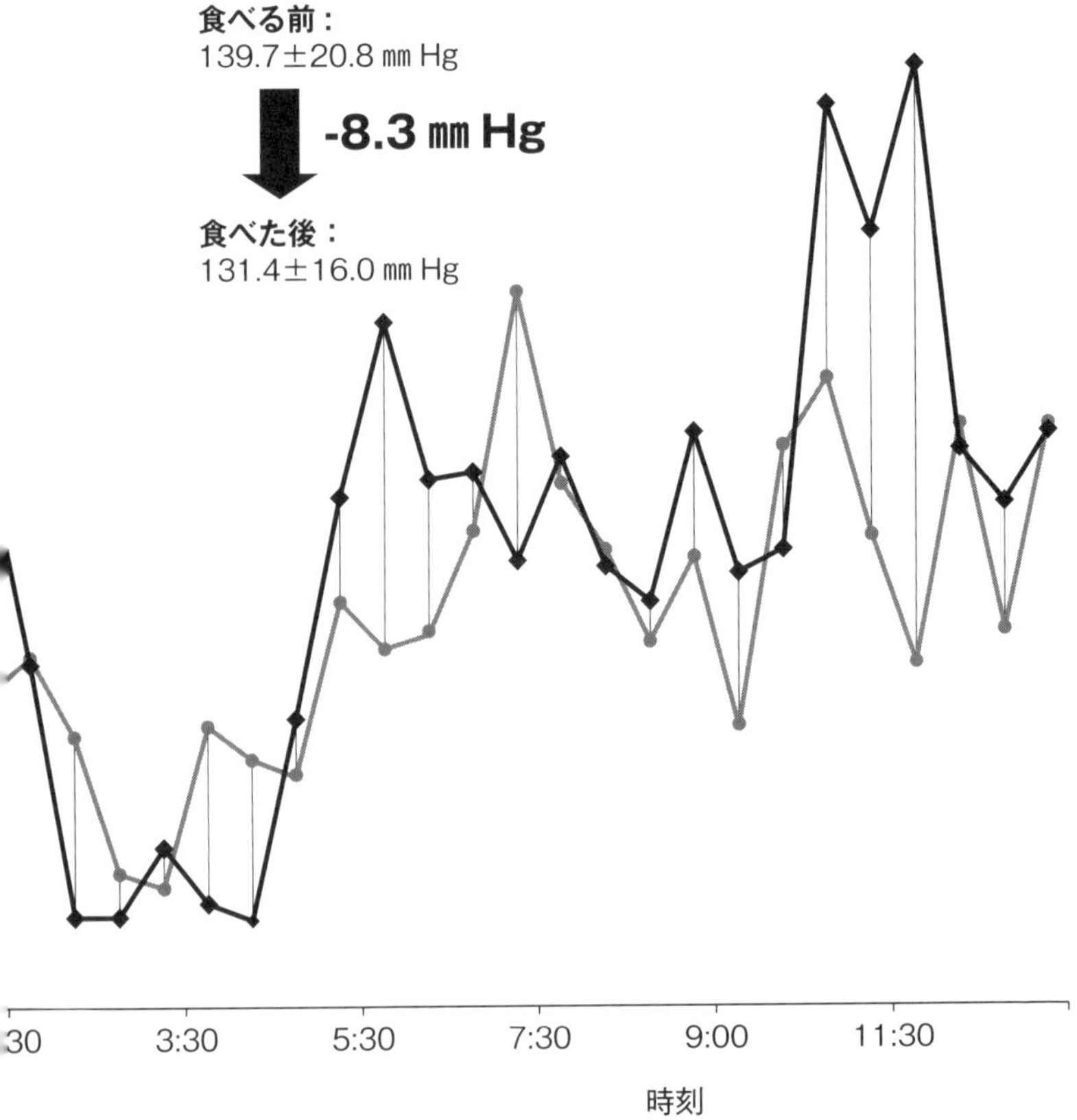

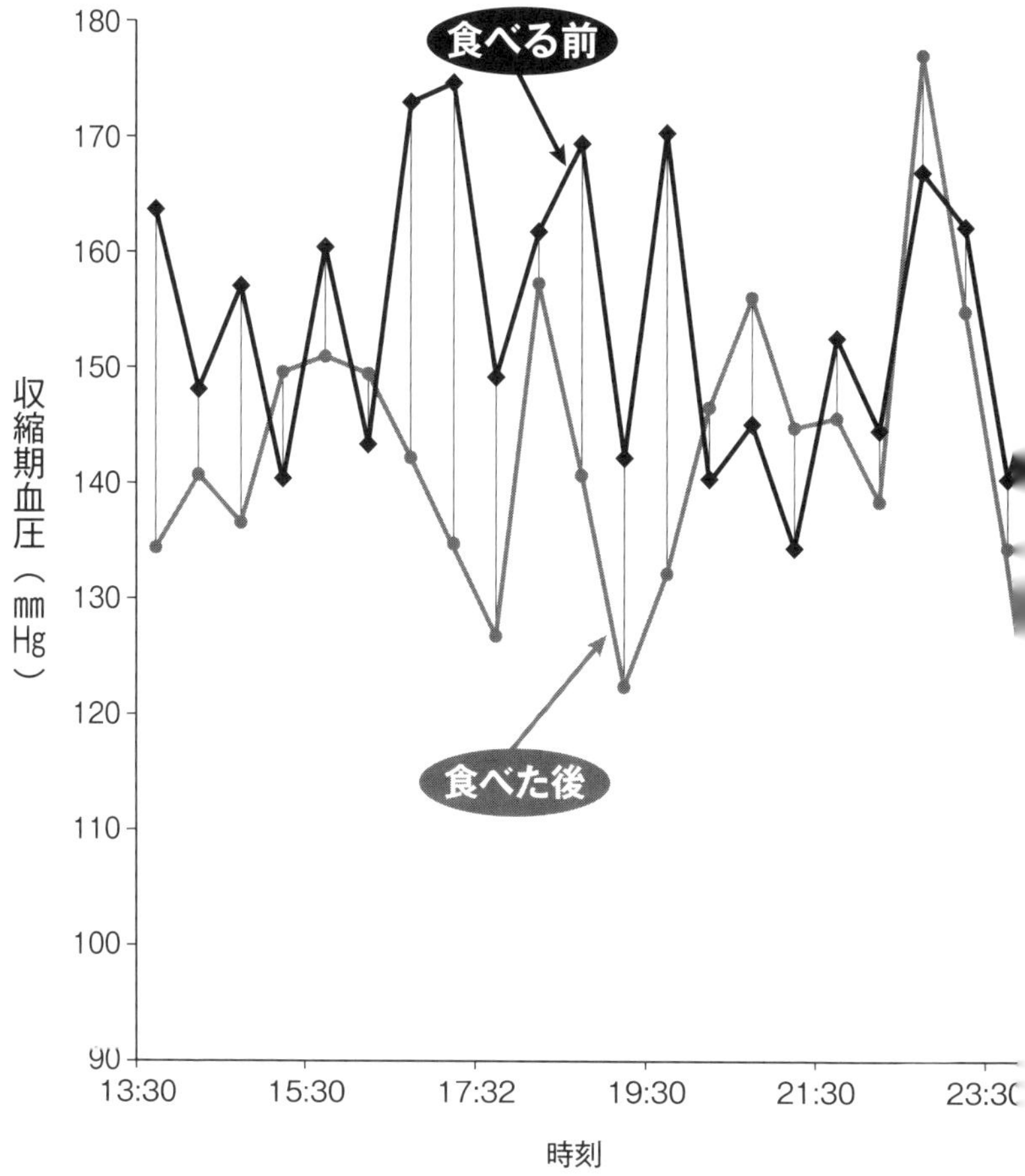
食べる前
食べた後
収縮期血圧（mmHg）
180
170
160
150
140
130
120
110
100
90
13:30
15:30
17:32
19:30
21:30
23:30
時刻

た後では131・4㎜Hgまで下がりました。**収縮期血圧が平均で8・3㎜Hg下がったことになります。**

血圧1㎜Hgの減少は、ほぼ減塩1gの効果に相当します。

皮付きピーナッツで収縮期血圧が約8㎜Hg低下したということは、減塩8gに相当します。

外食の多い人の1日の塩分摂取量は14gぐらいといわれています。8g塩分を減らすと6gになり、日本高血圧学会の推奨値である1日6g以下という減塩の目標値に近づきます。ピーナッツにはそれくらいの降圧効果があるのです。

血圧を下げるナッツ類は、ピーナッツだけではありません。例えば、ピスタチオにもポリフェノールが豊富に含まれており、前述のハーバード大学の研究論文にも、その効能について述べられています。

私はピーナッツとともに、ピスタチオを患者さんにおすすめしています。ピーナッツと同じように、塩味のついているピスタチオではなく、「無塩」や「素焼き」の表示のある無塩のピスタチオを選ぶとよいでしょう。

ただし食べすぎには注意しましょう。ナッツ類は高カロリーなので、肥満防止のため、1日20粒程度にとどめておくようにしてください。

ぶどうジュース

前述のように、**ポリフェノールには、動脈硬化の原因となる血管のサビつきを防ぐ抗酸化作用や、血圧を下げる働きが知られています。**

ポリフェノールはさまざまな食品に含まれていますが、ポリフェノールという言葉を一躍有名にしたのは、赤ワインブームがきっかけでしょう。しかし赤ワインはお酒ですので、いくら健康によいからといって、飲みすぎればアルコールの害が心配になります。

ワインはぶどうを発酵させて作ります。それであれば、ワインの原料であるぶどうジュースはどうなのでしょうか。ぶどうジュースにもポリフェノールが含まれていますから、理論的には同様の効果が得られるはずです。

そこで私も、ぶどうジュースの降圧効果を調べる、臨床試験を始めることにしたのです。

この臨床実験では、12人の高血圧患者さんを4つのグループに分けて、①〜④の食品を一週間摂取してもらい、血圧がどのように変化するか比較検討しました。

①果汁100%ぶどうジュース
②果汁10%ぶどうジュース
③果汁100%のオレンジジュース
④焼きいも

①〜③の果汁は200㎖ずつ朝昼晩3回、④の焼きいもは、1個200gを朝昼晩3回食べてもらいました。

また、この臨床試験ではポリフェノールの効果だけでなく、カリウムの効果についても検証しました。

必須ミネラルの1つ、カリウムには体内の余分な塩分を排出する働きがあり、また

ぶどうジュースの血圧変化

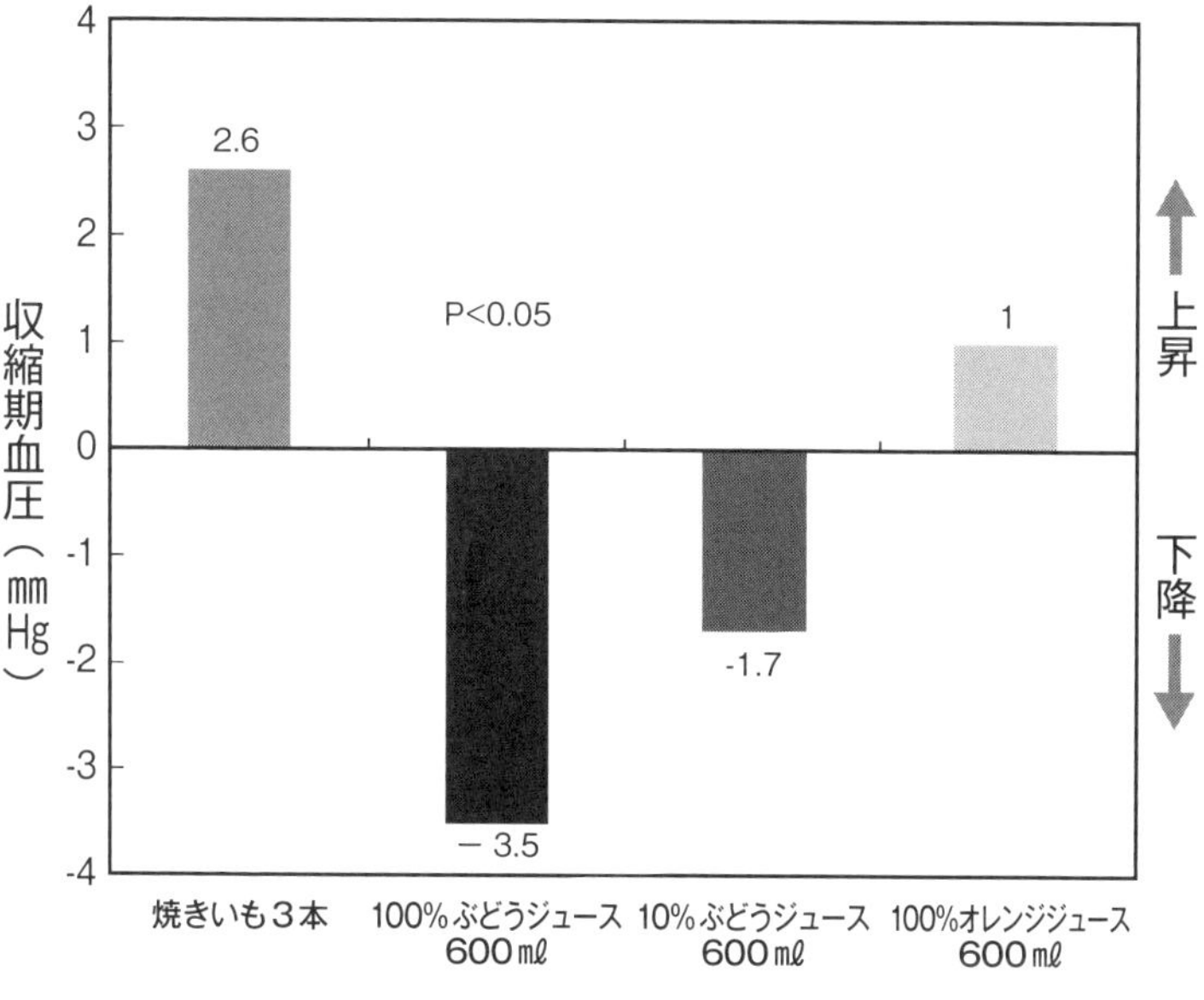

©Yoshihiko Watanabe

血管拡張作用もあります。ぶどうもオレンジジも、さつまいももカリウムを豊富に含んだ食品なので、降圧作用があるのではないかと考えたのです。

カリウムを多く含む食品には、リンゴやバナナ、アボカドなどがあります。焼きいもは、カリウムを多く含む食品であるとともに、入手しやすい安価な食べ物であるため、ジュース類と一緒に調べてみることにしました。

ちなみに私は高血圧で降圧薬を服用している患者さんに、リンゴを1日3個食べてもらい、血圧が下がるかどうか調べたことがあります。しかし血圧は下がりませんでした。ただリンゴを食べて血圧が下がったという報告もあるので、もっとたくさん食べないと降圧効果は得られないのかもしれません。

さて4種類の食品を、それぞれのグループに1週間とってもらったところ、次のような結果になりました。

まず③のオレンジジュースと④の焼きいもは、降圧効果がまったく認めれらず、むしろ血圧が上昇してしまいました。

また②の果汁10%のぶどうジュースは、わずかに血圧が下がった人がいたものの、統計的な有意差はありませんでした。ブドウ種子抽出物の補充した5つの臨床研究では、収縮期血圧の減少が4・1〜8・7％、拡張期血圧の減少が3・4〜9・0％という結果でした。

結局、我々の臨床試験で用いた食材4つの中で明らかに降圧効果が認められたのは、①の**果汁100％のぶどうジュースだけでした。収縮期血圧が3・5㎜Hg下がり、統計的にも有意な結果となりました（p＜0・05）。**

この結果からは、カリウムが多いと思われるオレンジジュースや焼きいもでは降圧効果が認められませんでした。100％のぶどうジュースのみに統計的に有意結果が出たということは、やはりポリフェノールの作用によるものだと考えられます。それではポリフェノールはどのようにして血圧を下げているのでしょうか。

ポリフェノールは、血管の内皮細胞に作用して一酸化窒素（NO）の産生を促していると考えられています。血管は外膜、中膜、内膜の3つの層に分かれていますが、三層内膜の最も内側にあるのが内皮細胞です。

血管内皮細胞から分泌される**NOには血管拡張作用があることがわかっています。**

ポリフェノールを摂取して、血管内皮細胞からNOが出ると、**血管が拡張して血液の流れがよくなり、血管にかかる圧力が弱くなります。**このようなメカニズムで血圧が下がったと考えられます。

カラハリスイカ

カラハリスイカは、アフリカのカラハリ砂漠で生まれた野生種スイカです。私たちが食べているスイカの原種といわれています。

カラハリ砂漠は雨が少ない乾燥地帯で、年間降水量は250〜500㎖くらいです。強い日差しにさらされた厳しい環境で育つのがカラハリスイカです。

日本のスイカよりも水分を保持する能力が高く、収穫してから1年ぐらい放置しても、水分量が7・7％しか減少しません。この高い保水力を持つことから、「砂漠の水がめ」とも呼ばれています。

2010年、アメリカのフロリダ州立大学の研究グループが、カラハリスイカ果汁の降圧効果を調べる研究を行いました。

研究に用いられたのは、カラハリスイカ果汁から抽出したL-アルギニンとL-シトルリンを1日6gです。これを高血圧前症（高血圧予備軍）の9人に、1週間飲んでもらいました。

結果は、9人全員の動脈機能が改善し、大動脈の血圧が下がることが明らかになりました。

アルギニンは血管内皮細胞のNO産生と密接に関わるアミノ酸です。一方、シトルリンもアミノ酸の一種で、体内の酵素によってアルギニンに変化し、再びシトルリンに戻ることを繰り返します。ちなみに、**この研究に用いたカラハリスイカには、シトルリンが100g中、197mgも含まれています。**

シトルリンがアルギニンに変わり、シトルリンに戻る。この過程の中でNOが血管内皮細胞から産生され、血圧が下がってくるのです。

そこで私も、カラハリスイカの降圧効果を調べてみることにしました。研究に使ったのは、カラハリスイカの果汁そのものではなく、果汁からエキスを抽出したサプリメント（健康補助食品）です。

カラハリスイカで血圧が下がった

摂る前：154.5±9.2 mm Hg
摂った後：144.8±8.7 mm Hg
P<0.0001

−9.7 mm Hg 下がった

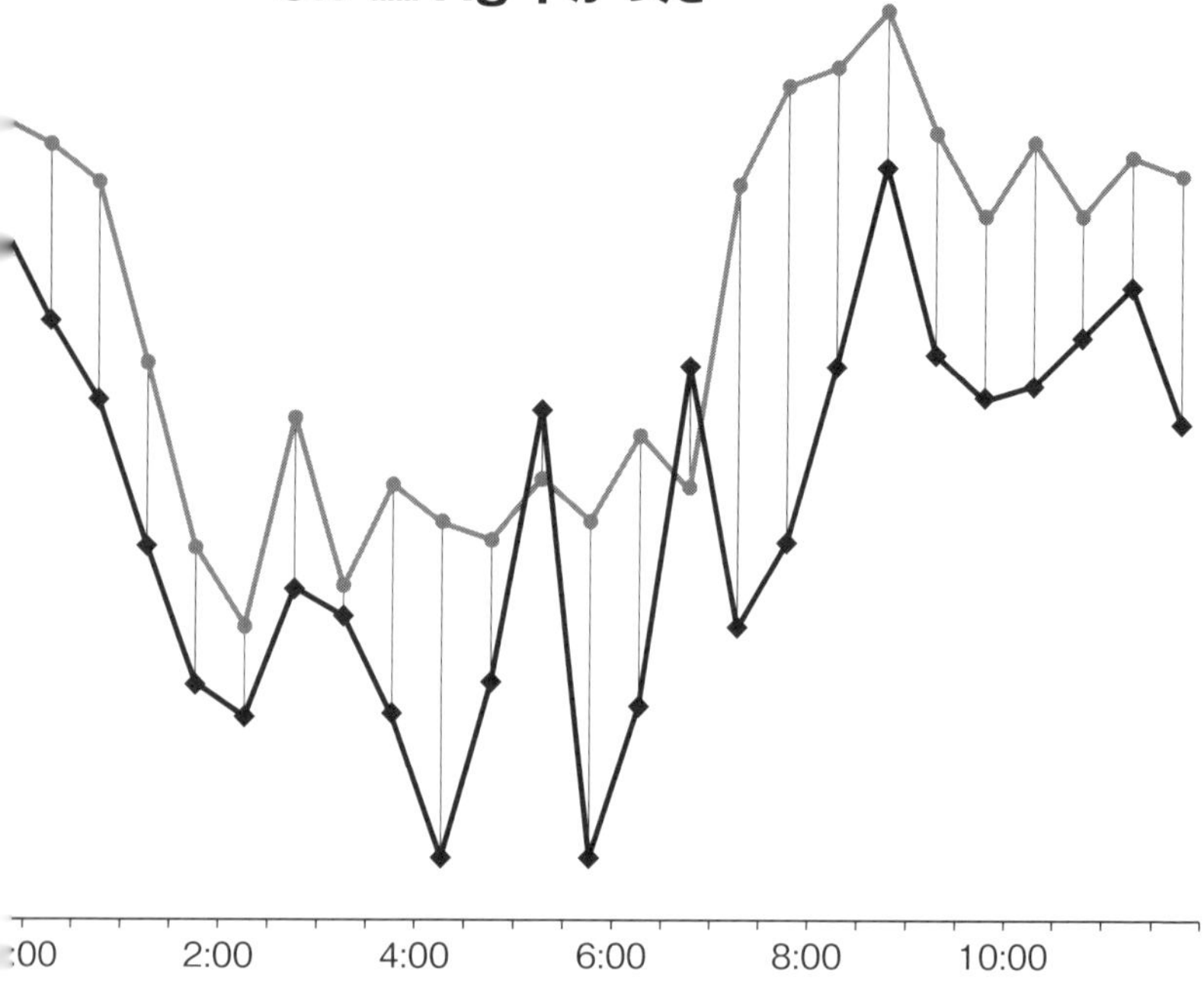

©Yoshihiko Watanabe

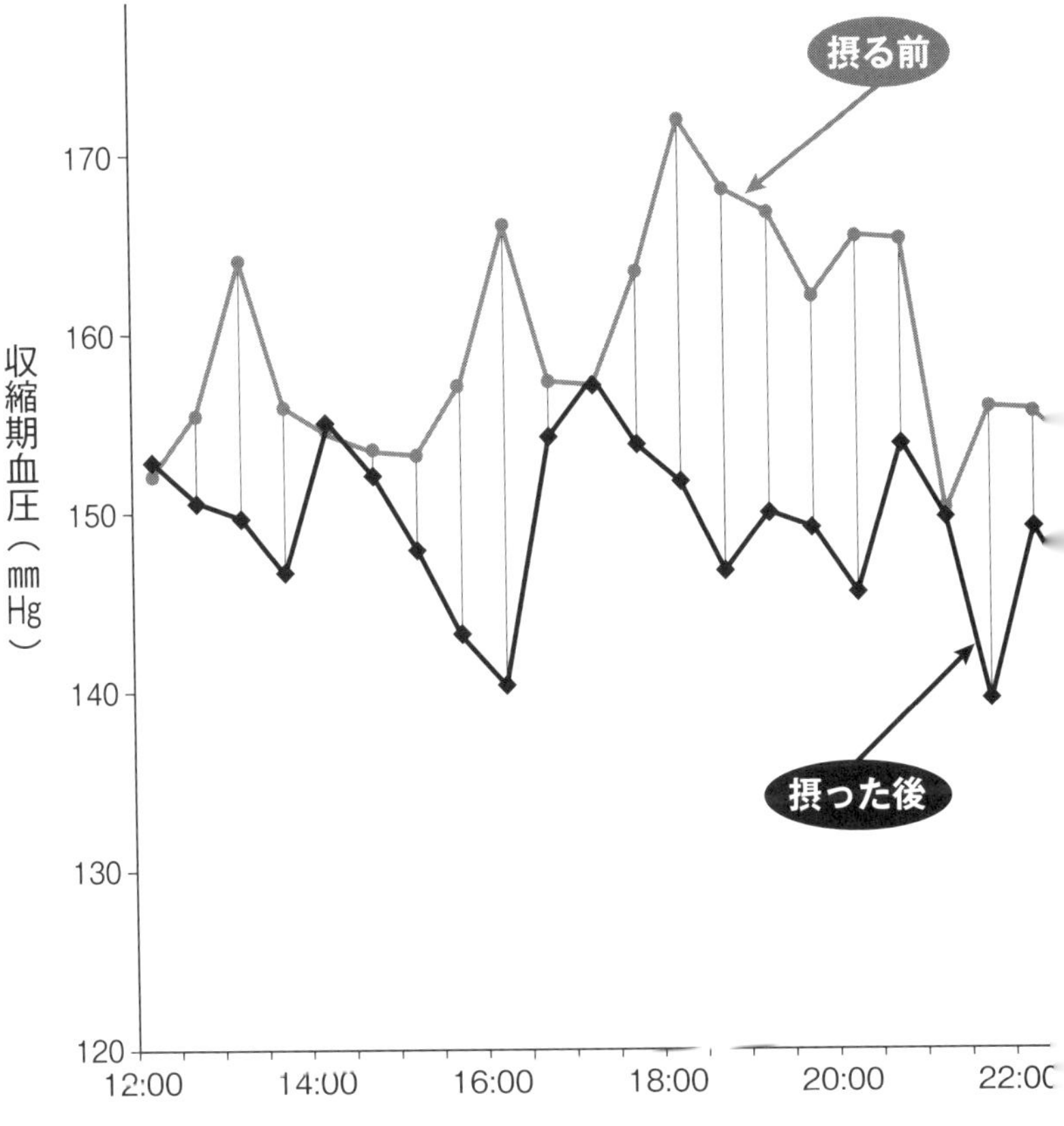
摂る前
摂った後
収縮期血圧（㎜Hg）
170
160
150
140
130
120
12:00
14:00
16:00
18:00
20:00
22:00
時間

何人かの患者さんに協力していただいていますが、P74～75のグラフもその1人です。この患者さんは、カラハリスイカを服用する収縮期血圧の平均値は、154・5㎜Hgもありました。**カラハリスイカを服用した後の1週間の収縮期血圧の平均は、144・8㎜Hgまで下がりました。何と9・7㎜Hgも下がったのです。**グラフを見ればわかるように、血圧が高くなる夕方から夜にかけてと、午前中の血圧が見事に下がっているのがよくわかります。

もう1人の症例も数字だけ紹介しておきましょう。この人も高血圧患者で、降圧薬を飲んでいるので、**カラハリスイカを服用する前の1週間の収縮期血圧の平均値は134・1㎜Hgと、正常範囲の130㎜Hgをやや上まわっていきました。カラハリスイカを服用した後は121㎜Hgまで下がっていました。服用する前と比べると13・1㎜Hgも下がっていました。**降圧薬も飲み続けていたので、カラハリスイカの効果が上乗せされたと考えられます。収縮期血圧が10㎜Hg以上も下がっているので、この数値が安定すれば減薬できる可能性があります。

ちなみに、この患者さんの場合、1週間の平均値ではなく、3・5日の平均値です。

服用する前3・5日、服用した後、合わせて1週間血圧を測定しました。

また2人ともカラハリスイカを服用した時間は起床時です。期待できる降圧効果が得られたので、カラハリスイカについても、現在、服用時間を変える時間療法を行っています。すべての時間の血圧測定が終わったら、紹介したいと思います。

現在、日本の奈良県と千葉県の2カ所でカラハリスイカが栽培されています。栽培や研究を行っているのは、奈良先端科学技術大学院大学の教授を中心に設立された、植物ハイテック研究所というベンチャー企業です。私の研究に用いたのも、この企業が栽培し、加工したサプリメントを用いています。

カラハリスイカは、スイカと言ってもそのまま食べておいしいスイカではありません。実際、カラハリスイカをつぶすと果汁ではなく、ネバネバしたものが出てきます。このネバネバしたものに、シトルリンやアルギニンなどの成分がたっぷり含まれています。これをサプリメントに活用しているのです。

栽培は奈良県の契約農家が行っていますが、最も有効成分が豊富になるころを見計らって、収穫しているとのことです。サプリメントではありますが、今後注目したい降圧食品の1つです。

ダークチョコレート

ダークチョコレートとは、**カカオを70％以上含むチョコレート**のことで、高カカオチョコレートとも呼ばれています。

チョコレートの原材料であるカカオには、複数のポリフェノールが含まれています。その中のエピカテキンは、小腸で吸収され血液中に入り、さらに血管の内皮細胞に入っていくと、血管拡張作用を発揮します。しかし普通のチョコレートではエピカテキンの含有量が少ないので、降圧効果を期待するなら、ダークチョコレートをおすすめします。

愛知県蒲郡市と食品会社の明治、愛知学院大学は、蒲郡市の住人347人に参加してもらい、ダークチョコレートの降圧効果を調べる研究を行いました。被検者は血圧がほぼ正常な人ですが、カカオポリフェノールが72％含まれているダークチョコレートを1日25gの割合で4週間食べ続けてもらいました。その結果、収縮期血圧が2・

6㎜Hg、拡張期血圧が1・9㎜Hg下がりました。

高血圧の患者さんに対して行った研究ではありませんが、**ダークチョコレートに降圧効果が期待できることがわかったのです。**

しかしエピカテキンが体内に吸収されて血液中に入り、降圧作用をもたらす血中濃度を保つのは、およそ3時間ぐらいであるといわれています。

そのため、安定して血圧を下げるにはダークチョコレート5gのブロック（板チョコ1かけ分に相当）を、3時間おきに、5回くらいに分けて食べる必要があるといわれています。つまり、1日に5回以上食べる必要があるのです。

実は私もダークチョコレートの研究を始めたいと思っているのですが、1日5回、3時間おきに食べないといけません。この食べ方を続けられる自信のある患者さんがまだ見つかっていないのです。しかしダークチョコレートの24時間の血圧測定はまだ行われていないので、いずれチャレンジしたいと思っています。

5gのダークチョコレートを1日5回ということなら、時間療法のように、起床時を起点として、起床時、3時間後、6時間後、9時間、12時間後に食べてもらえば、どの時間帯に最も降圧効果があるかもわかるでしょう。

納豆

納豆も降圧食品としては興味深い食品の1つです。かなり以前から、納豆には血圧を下げる効果があるといわれてきましたが、近年、そのエビデンスが明らかにされつつあります。

納豆の有効成分の1つは、倉敷芸術科学大学名誉教授の須見洋行氏によって発見された血栓溶解酵素（ナットウキナーゼ）です。納豆の原材料である大豆には含まれていない成分で、大豆を納豆菌で発酵させる過程で生成される物質です。脳卒中や心筋梗塞を引き起こす血栓（血のかたまり）を溶かす作用があります。

韓国ではナットウキナーゼを用いた臨床試験が行われています。血圧が高い韓国人成人86名をコントロール群とナットウキナーゼ群の2つのグループに分け、ナットウキナーゼ入りのカプセルを8週間摂取してもったところ、収縮期血圧マイナス4・1㎜Hg拡張期血圧がマイナス2・2㎜Hgと、ナットウキナーゼ群で統計的に有意に下がったことが明らかになっています。

酵素は熱に弱く、高温では効果を発揮できません。ナットウキナーゼも酵素の一種で、**70℃以上になると効力がなくなるといわれています。ですから、ナットウキナーゼの効果を期待するなら、アツアツのごはんに納豆をかけて食べるのではなく、そのまま食べることをおすすめします。**

ナットウキナーゼは食後4時間ほどで効果が現れ、約8時間効果が持続するといわれています。血栓が心臓の冠動脈に詰まって起こる心筋梗塞の発作は早朝に起こりやすいので、納豆を食べるなら夜がおすすめです。

また納豆の原料である大豆には、イソフラボンというポリフェノールが含まれています。女性ホルモンは血管の内皮細胞で産生される一酸化窒素の産生酵素（NO）を活性化させますが、イソフラボンも女性ホルモンと同様に、NO産生を高める作用があります。

京都大学名誉教授の家森幸男教授らは、イソフラボンを摂取していないスコットランド人に、2カ月間イソフラボン50㎎を摂取してもらったところ、有意に収縮期血圧が下降し、プラセボ群に対してイソフラボン摂取群で血中のNO代謝産物が有意に増加し、NO産生能が有意に上がっていることを明らかにしました。すなわち、イソフラボンによる血圧の下降はNO産生能が高まるためだったのです。

甘酒

栄養成分が点滴の成分に近いことから**「飲む点滴」**と呼ばれ、健康食品として注目されている甘酒も、降圧効果が期待できる食品の1つです。

甘酒にはポリペプチドという成分が含まれています。このポリペプチドは、血中にあるアンジオテンシンⅠというホルモンが、変換酵素（ACE）という酵素の働きでアンジオテンシンⅡに変化するのを抑える働き（ACE阻害作用）があります。

血圧が上昇するメカニズムにはいくつかありますが、その1つにアンジオテンシンⅠからアンジオテンシンⅡに変換されることがあります。アンジオテンシンⅡは、アンジオテンシンⅠが、アンジオテンシン変換酵素（ACE）によって変換されることで生成される強力な昇圧物質です。

これに対し、ポリペプチドにはACEの働きを阻害する働きがあり、昇圧ホルモンであるアンジオテンシンⅡの生成を抑えて、血圧を下げる効果があります。

実はこのメカニズムは、降圧薬のACE阻害薬と同じものです。甘酒には弱いながら降圧薬と同じ働きがあるのです。

甘酒には米麹で作るタイプと、酒粕で作るタイプがあります。日本酒はお米を米麹（麹菌）で発酵させて作りますが、ポリペプチドは麹菌に含まれています。お酒の絞り粕である酒粕にも麹菌は残っているので、どちらのタイプを用いても降圧効果は期待できると思われます。

ただし酒粕で作った甘酒は、アルコールを若干含んでいるので、お酒が飲めない人や子どもが飲む場合は注意が必要です。一方、米麹でつくる甘酒にはアルコールは含まれていないので安心して飲むことができます。

また甘酒にはブドウ糖などの糖分が豊富に含まれています。病後など体の弱った人が栄養をつけるのに、ブドウ糖は効果がありますが、健康な人がとりすぎると肥満などの原因になります。**くれぐれも飲みすぎには注意してください。**

甘酒は自分でも作れますが、酒造メーカーなどから、できあがったものが市販されているので、それを飲んでも効果が期待できるでしょう。

みそ汁

みそは塩分を含むので、血圧が高い人にとって、みそ汁は「減塩の敵」といわれてきました。

みそ汁1杯には約2gの塩分が含まれています。日本高血圧学会は1日6g未満の塩分を推奨していますが、みそ汁1杯を飲むだけで1日の推奨量の3分の1を摂ることになってしまいます。

これに対し、私の友人でもある共立女子大学家政学部臨床栄養学の上原誉志夫教授は、**「みそ汁は血圧を上げないので飲んだほうがよい」**と述べています。

上原教授らは、動物実験とヒト臨床試験で、その事実を明らかにしています。ヒト臨床試験では、3カ月間、毎日1～3杯のみそ汁を飲んでもらったところ、**血圧には**

まったく影響がないことが判明しました。

どうして塩分をとっても、血圧が上がらないのでしょうか。みそは大豆を米麹で発酵させて作りますが、上原教授らの研究により、腎臓から塩分を排出させる成分が米麹から発見されたのです。

40～59歳の日本人、中国人、イギリス人、アメリカ人を対象に、塩分摂取量と血圧の関係を調査した研究があります。これによると、最も塩分摂取量が多いのは日本人ですが、血圧が最も低いのも日本人でした。

また日本人の食生活を4年間調査し、高血圧のリスクを上げる生活習慣を調べた調査もあります。それによると、**みそ汁を1日2杯以上飲む人はそうでない人よりも、高血圧になるリスクが0・18倍低いことがわかりました。**

発酵熟成度の高いみそには、メラノイジンと呼ばれる褐色の色素成分が多く含まれています。メラノイジンには甘酒と同様、ACEの働きを阻害して、血圧を上げるアンジオテンシンⅡの生成を抑える働きがあります。このため、みそで塩分を摂るのと、塩だけで摂るのを比べると、みそで摂るほうが血圧は上がらないのです。

お茶

お茶の中には、降圧効果が期待できるものがいくつかあります。**その1つに、第1章で紹介した杜仲茶があります（17ページ）。降圧作用に統計的有意差が認められているので信頼できます。**

杜仲茶にはゲニポシド酸という物質が含まれています。ゲニポシド酸は、自律神経の緊張を抑えることで血圧を下げる働きがあると考えられています。

自律神経には緊張したときに優位になる交感神経と、リラックスしたときに優位になる副交感神経があります。交感神経が優位なときは血管が収縮して血圧が上昇します。一方、副交感神経が優位になると、血管が拡張して血圧が下がります。杜仲茶のゲニポシド酸は、副交感神経を優位にして血圧を下げると考えられています。

杜仲茶のもう1つのメリットは、カフェインを含まないことです。コーヒーを飲むと眠れなくなる人や、眠りの浅い人でも安心して飲むことができます。

また**ギャバ茶も降圧効果が期待できるお茶の1つです。**ギャバ茶は緑茶の一種で、ギャバ（GABA＝ガンマ・アミノ酪酸）と呼ばれるアミノ酸を多く含んでいます。ギャバにも副交感神経を優位にして、交感神経の緊張を抑える効果があるといわれています。杜仲茶と同じメカニズムで、血圧を下げてくれるのです。

私たちに身近な緑茶も血圧を下げる可能性があります。緑茶の苦味の成分であるカテキンは、ポリフェノールの一種で、血圧上昇の抑制作用があるといわれています。そのメカニズムは、血管内皮の酸化ストレスを低減させ、NOを産生させて血管拡張をさせます。濃いお茶はカテキンの濃度が高いので、血圧降下を期待して飲むのであれば、濃くして飲むようにするとよいでしょう。最近は「濃いお茶」をセールスポイントにしたペットボトル入りのお茶が販売されていますが、こうしたタイプのお茶でも効果は変わらないと考えられます。

カテキンは高温で抽出される成分ですが、緑茶を60℃以下でいれると、テアニンという成分が抽出されます。テアニンにはリラックス効果があり、交感神経の緊張を抑えて血圧を下げる効果が期待できます。ただし、緑茶にはカフェインも含まれているので、夜眠れなくなる人は寝る前の飲用を控えたほうがよいでしょう。

魚介類

魚介類は血圧を下げる働きが期待できます。魚介類といってもいろいろありますが、**私が特におすすめするのはイカとタコです。**

イカとタコには、タウリンという成分が含まれています。タウリンは別名、アミノエチルスルホン酸といって、アミノ酸に似た物質です。継続して運動するとタウリンが上昇してアドレナリンが低下します。タウリンは交感神経による緊張を抑制して、自律神経のバランスを正常に保つ働きがあります。つまり、緊張して交感神経が優位になったとき、**タウリンが上昇して自律神経のバランスを正常な状態に保とうとするため、血圧が下がってくるのです。**

またタウリンには、肝臓で胆汁の生成を促す働きがあります。胆汁を生成すると、体内のコレステロールを多く消費するため、血中コレステロール値が下がります。つまりタウリンは動脈硬化の原因となるコレステロールを下げてくれるのです。動脈硬化が進むと、血管が拡張しづらくなり、血圧が高くなりますが、タウリンはこれも防いでくれるのです。タウリンは、イカやタコだけでなく、エビやカニにも豊富なので、積極的に食べるとよいでしょう。

なおイカで見のがせないのは、タウリンの他に、EPA（イコサペンタエン酸）やDHA（ドコサヘキサエン酸）が多く含まれていることです。EPAとDHAは魚介類の油で、動脈硬化を抑制したり、コレステロールを下げたりする働きがあることがわかっています。EPAとDHAは魚にも豊富です。特にサバやイワシなどの青魚に豊富に含まれています。EPAとDHAは、動脈硬化の要因の1つ、中性脂肪を減らす働きが認められていることから医薬品（エパデールSなど）にもなっています。私はEPAに血圧を下げる働きもあると考えていますが、いつか24時間自動血圧計を用いて調べてみたいと思っています。

またEPAやDHAは、油（脂肪酸）の仲間でいうと、オメガ3系脂肪酸に分類されます。ですから、「オメガ3系脂肪酸の代表はαリノレイン酸でアマニ油やえごま油に多く含まれ、降圧効果がありますのでいつか検証してみたいと思います。

マグネシウム

必要栄養素の1つにミネラルがあります。よく知られているミネラルには、カルシウム、カリウム、ナトリウム、鉄、亜鉛などがあります。マグネシウムも大事なミネラルの1つですが、血圧を下げる働きがあるのではないかといわれています。

2016年、アメリカ、インディアナ大学の研究グループが、正常血圧と高血圧の成人を対象にしたマグネシウム補充の血圧への影響を検討した34の論文を解析したところ、マグネシウムの1日投与量の中央値368mgを投与期間の中央値3カ月で投与した場合、**全体で収縮期血圧は2・0㎜Hg、拡張期血圧は1・78㎜Hg低下したことがわかりました。**

血管を緊張させて収縮させたり、緊張をゆるめて拡張させたりするしくみには、血管内皮細胞に依存するものと、内皮細胞に依存しないものがあります。マグネシウムは、内皮細胞の有無にかかわらず血管を拡張させ、血管障害を防ぐ働きがあると考えられています。なおマグネシウムは、魚や大豆などに多く含まれています。

第3章

科学的に血圧を下げる日常生活の知恵

合谷のツボ指圧

この章では、食べ物以外で血圧を下げる方法を紹介します。最初に紹介するのは指圧。指圧で血圧を下げるツボ（降圧ツボ）は、いくつかあるといわれていて、ツボの本などに紹介されています。

それらの降圧ツボの中には、降圧効果が一時的なものが多く、持続的に下げてくれるのかどうか不明なものも少なくありません。またツボを指圧することによって、失神や脳梗塞を起こす危険性のあるツボもあります。

さらにツボの本などの中には、降圧ツボを指圧するとき、深呼吸をすると、より血圧が下がるといった記述も見られますが、これでは深呼吸で血圧が下がったのか、ツボ指圧によって下がったのか判定できません。

ツボの効果を科学的に判定するには、ツボ指圧だけで血圧が下がったかどうか、さらには血圧が持続的に下がるかどうかを、自動血圧計を用いて24時間の血圧を検証しなければなりません。

自動血圧計の24時間測定で降圧効果が認められた唯一の降圧ツボが**「合谷《ごうこく》」**です。血圧の高い患者さんの同意を得て、合谷の指圧前と、指圧して10分後の血圧を測定したところ、**収縮期血圧が指圧約10分後平均10㎜Hg下がりました。**

そこで、24時間7日間連続で測定できる自動血圧計で、指圧前と2カ月後に連続血圧を測定しました。合谷の指圧を始める前と指圧後の血圧を比べたところ、指圧を続けて2カ月後、収縮期血圧の24時間平均値が4・3㎜Hg、昼間は2～10㎜Hg、最も変動が大きかった時間帯では、23・8㎜Hgも下がりました。この患者さんの収縮期血圧の変化を記録したのが、94～95ページのグラフです。なお、この患者さんは、1回10分の指圧を1日3回、2カ月行いました。

私は高血圧の患者さんで、合谷の降圧効果を試していますが、だいたい1回の指圧で4時間ぐらいは効果が持続します。

ですから、**合谷の降圧効果を試したい人は、4時間以上時間をあけて、1日数回指圧するとよいでしょう。**

ただし強く押した後は、血圧を上げてしまうこともあります。ほどほどの強さで指

合谷指圧による収縮血圧の日内変動への影響

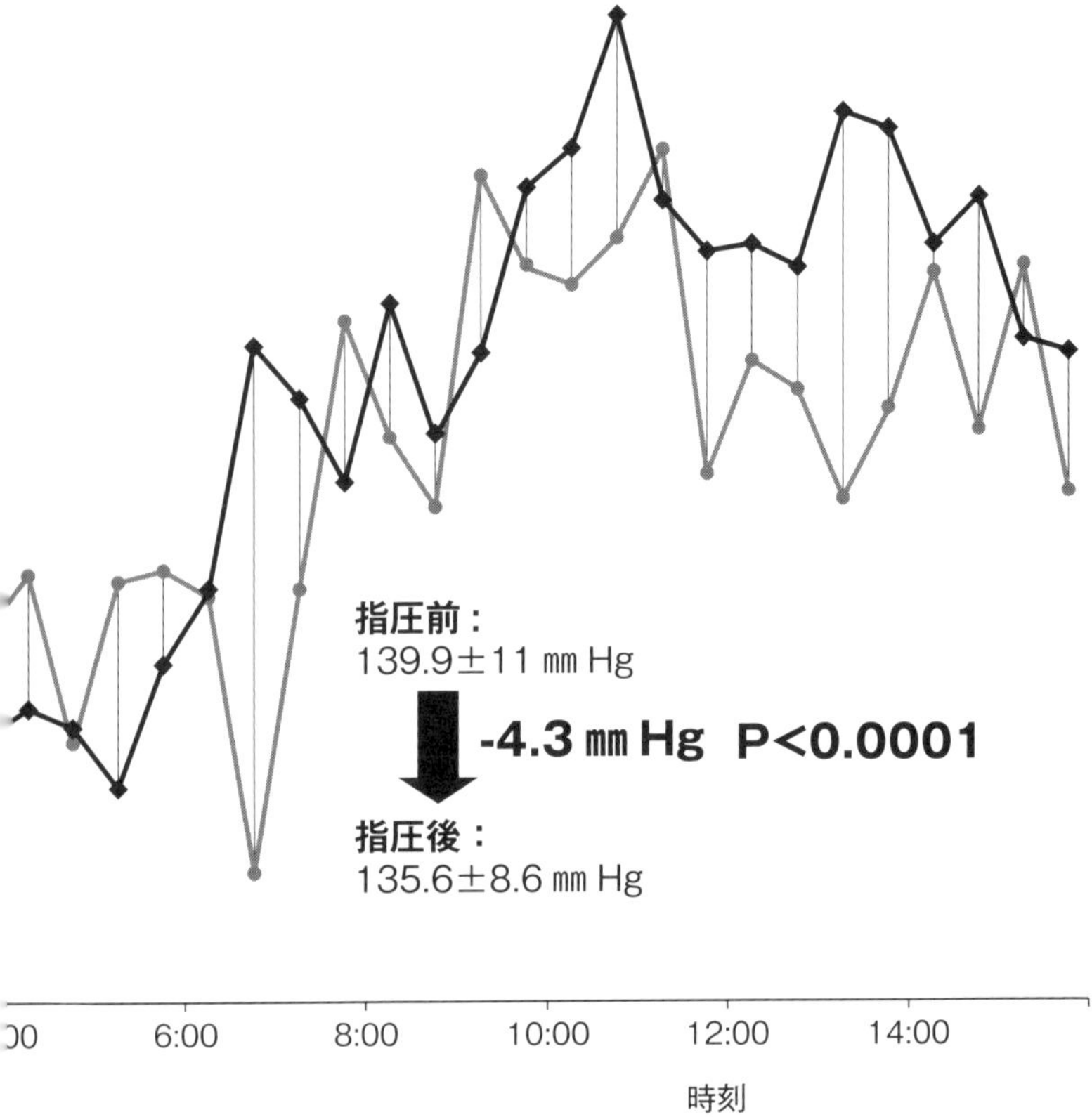

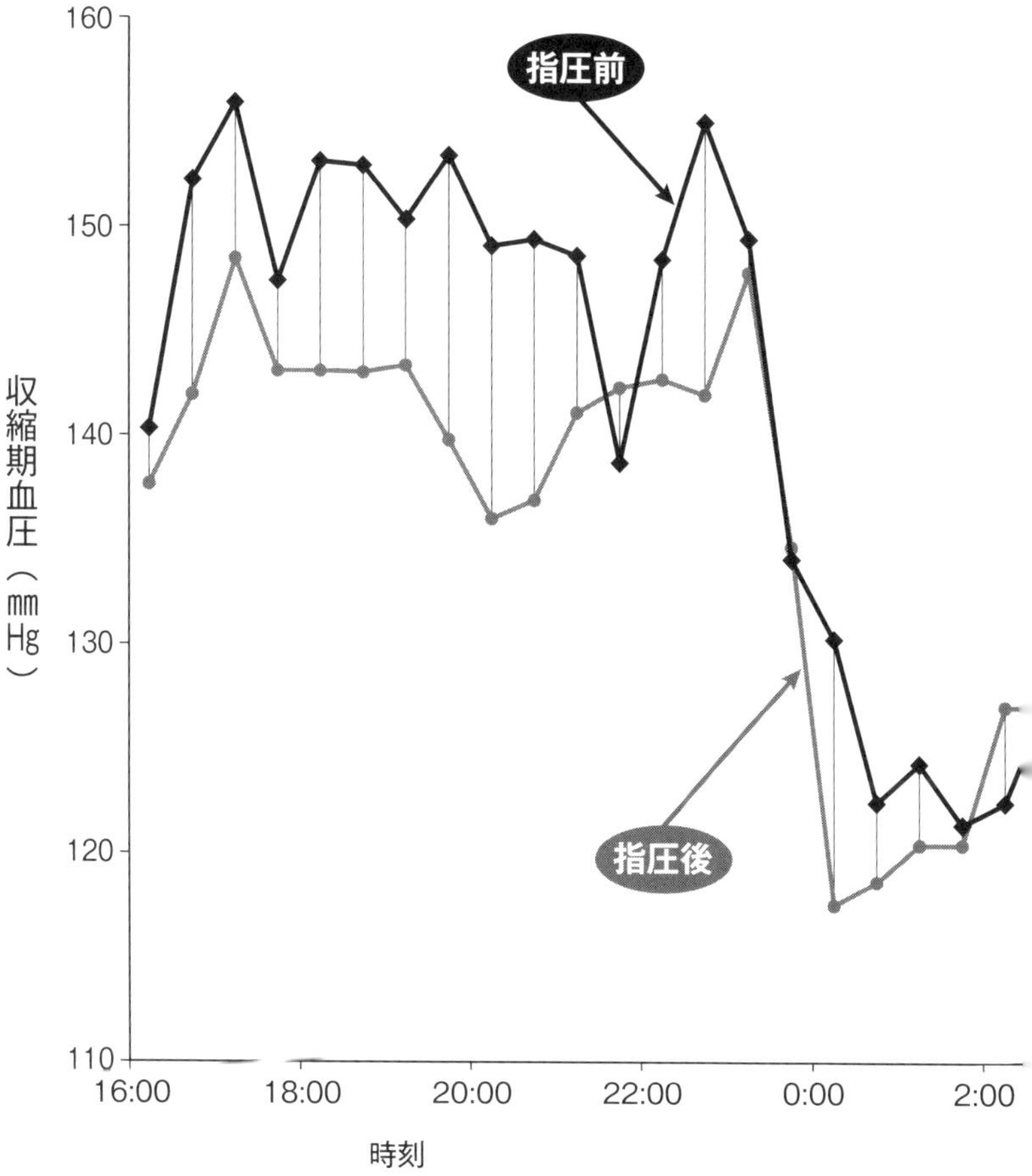
指圧前
指圧後
160
150
140
130
120
110
収縮期血圧（㎜Hg）
16:00
18:00
20:00
22:00
0:00
2:00
時刻

圧するのがコツです。

合谷は両手の親指と人さし指の付け根が交差するところにあるツボです。指圧師や鍼灸師から**「万能のツボ」**とも呼ばれていて、血圧だけでなく、さまざまな症状を改善させるツボとして知られています。

効果のある症状としては、肩こり、首の痛み、五十肩、頭痛、歯の痛み、顎関節痛などの痛みの改善が知られています。また目の疲れ、聴力低下、鼻づまり、めまい、冷え、うつなどにもよく効くといわれています。

血圧を下げる目的で、合谷のツボ指圧を習慣にすれば、これらの症状で悩んでいる人にとっては一石二鳥でしょう。反対側の手で指圧できるので、道具などは必要ありません。いつでもどこでもできるのもメリットです。

ではなぜ、合谷を指圧するとこのような効果が得られるのでしょうか。それは合谷の刺激によって疼《とう》痛が緩和し、血管が拡張して全身の血流がよくなるからです。

合谷を指圧すると、患者さんの中には「身体がポカポカして気持ちがいい」という人もいます。身体が温かく感じられるのは、全身の血流がよくなることで、体温が上昇するのだと考えられます。

そこで、私が患者さんの合谷を指圧したときに、レーザー体温計で体温測定を行ったところ、体温が約1℃上昇していることが確認できました。

痛みや冷えなどの症状は、血流が停滞すると悪化しますが、血流がよくなることによってそれらの症状は改善するのでしょう。

もちろん血流をよくするためには、血管が拡張しなければならないので、結果的に血圧も下がってくるのです。

合谷は親指と人さし指のつけ根に3カ所あります。合谷を試したい人は、まず合谷の場所を覚えておきましょう。

1つは両手の親指と人さし指の三角地帯。もう1つは、人さし指の骨が親指の骨と交わるあたり。3つ目は、人さし指の骨に沿ったところで、押すと少し痛くてコリコリする場所です。

グラフの患者さんは、一回10分ほど指圧していましたが、5～6分でも十分効果が期待できます。まずは、3カ所のうち1カ所を5～6分指圧するくらいから初めてみ

合谷の位置と指圧法

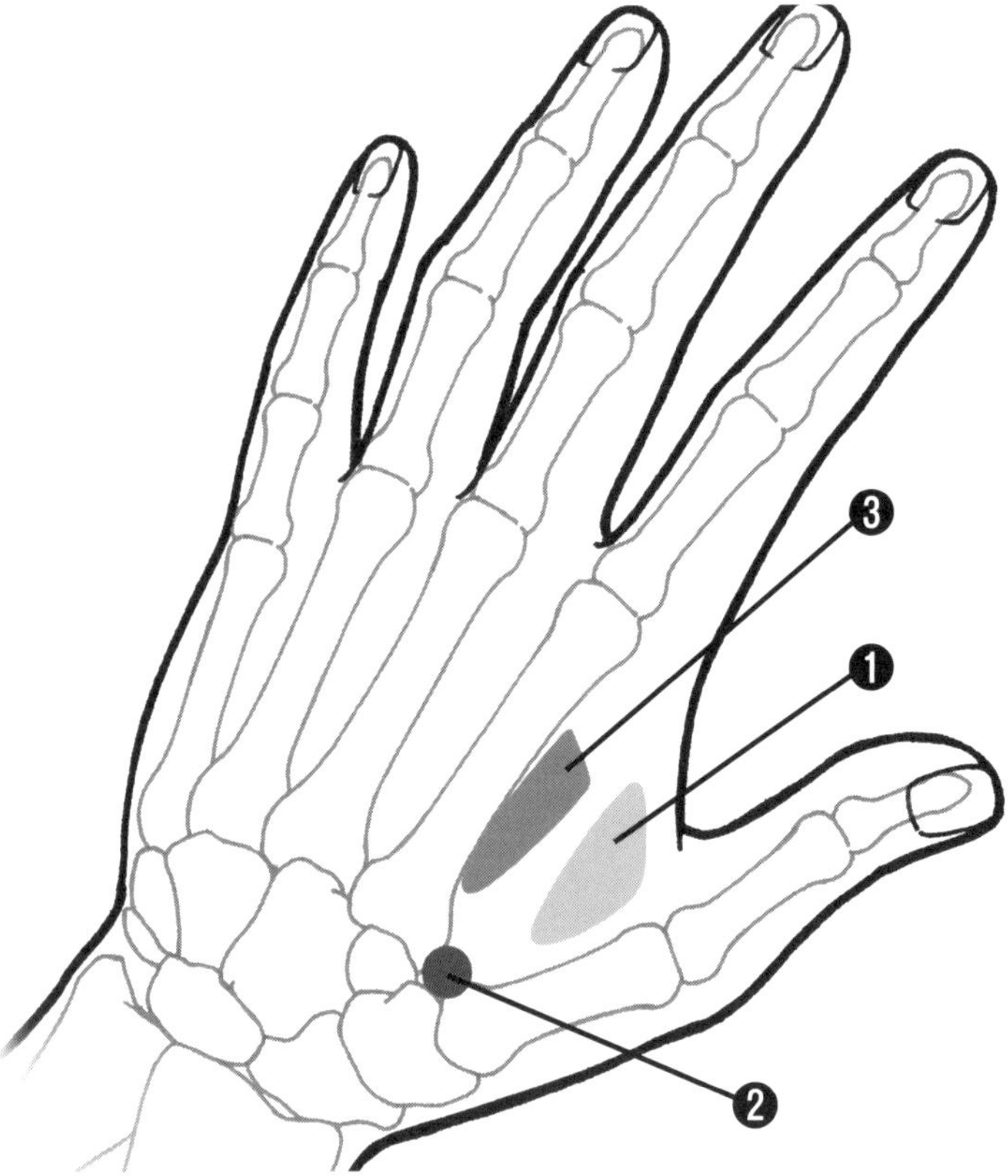

❶ 親指と人さし指の付け根の三角地帯

❷ 人さし指の骨が親指の骨と交わるあたり

❸ 人さし指の骨に沿って、コリコリするところ

❶の指圧法

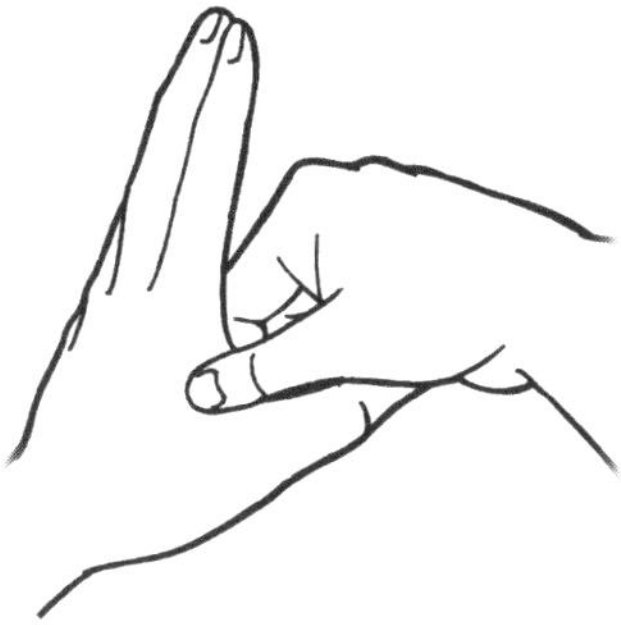

❷の指圧法

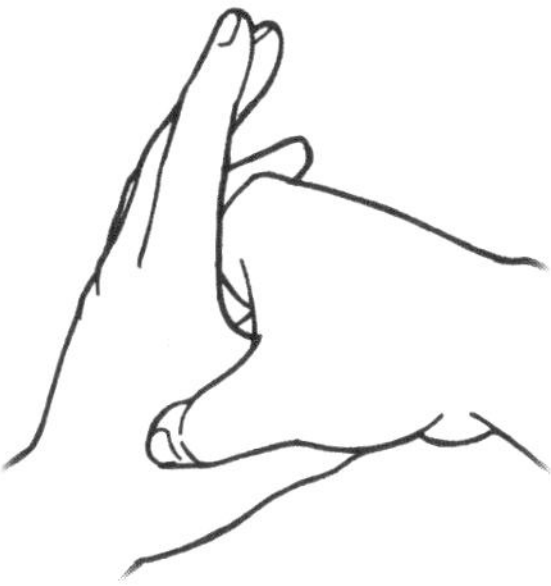

それぞれ反対側の手の合谷も同じように行う

❸の指圧法

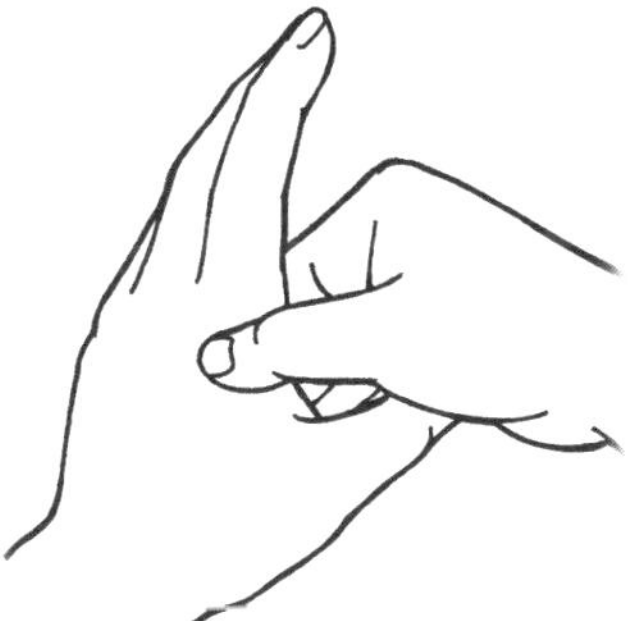

痛くて押せない人は…

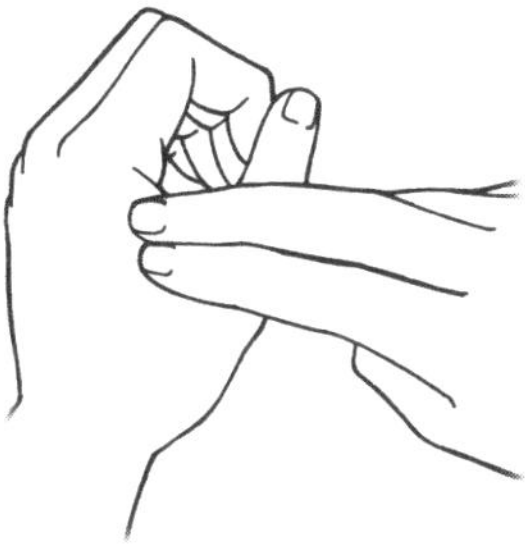

人さし指と中指を使って合谷をトントンとたたく。1カ所につき60回が目安。左右の指を替えて同様に行う

てはいかがでしょうか。

ハンドグリップ法（タオルグリップ法）

丸めたタオルを握るだけで血圧を下げる方法があります。最近注目されている「ハンドグリップ法」を利用した降圧法です。

ハンドグリップ法は、カナダ・マクスター大学のフィリップ・ミラー博士が開発したものです。

ミラー博士のやり方は、デジタル握力計を最大握力の3割くらいの力で握り締める方法です。臨床試験によって収縮期血圧が平均3・0㎜Hg下がったと報告されています。

その降圧効果の高さから、アメリカ心臓協会でも、降圧薬を使わない高血圧の補完療法として推奨されています。

ハンドグリップ法を行うと血圧が下がってくるのは、次のようなメカニズムによるものです。

手を握って前腕に力を入れると、筋肉が収縮して血管が圧迫されるので、血管内の血流は、一時的に停滞します。

すると腕の動脈の内皮細胞は、血管を拡張させようとして、NOを放出します。前述したように、NOは血管の内皮細胞から生成される血管拡張物質です。

さらに、握っていた力をゆるめると、前腕の筋肉もゆるんで血管が圧迫から解放され、握る前よりも多くの血液が勢いよく流れます。

その結果、前腕の動脈の内皮細胞から放出されたNOが全身に行きわたり、血圧が下がってくるのです。

日本体育大学の岡本孝信教授は、NHKの「ためしてガッテン」（2014年3月26日放送）で、タオルグリップ法の実験を行いました。

カナダで開発されたデジタル握力計は、放送当時日本では発売されていなかったため、番組を進めるにあたって、NHKのスタッフがカナダのミラー博士に問い合わせたそうです。**すると丸めたタオルを軽く握る方法（タオルグリップ法）でも、最大握**

力の3割程度になり、ハンドグリップ法と同じような効果が得られることを、ミラー博士が確認してくれたということです。

結果は7人中6人の血圧が下がり、**平均では13・6%血圧が降下しました。**最も血圧の変動が大きかった被検者は、収縮期血圧が185㎜Hgから152㎜Hgまで下がりました。

またこの実験では、**血管の拡張具合から一酸化窒素（NO）を産生する血管内皮の機能をみるFMDという指標の値が、6人中5人改善すなわち血管を拡張させる内皮機能が改善されたのです。**

日野原記念クリニックの久代登志男先生も、フェイスタオルを折りたたんで、丸めて棒状にしたものを用いて行うタオルグリップ法を、高血圧の患者さんにすすめています。

やり方は、丸めたタオルを全力の3割程度の力で2分間握り、ゆるめて1分間休む。これを左右の手で2回ずつ繰り返すというものです。

久代先生によると、タオルグリップ法は毎日行っても、週3日でも効果は変わらないということです。週3回行うと4週間ほどで効果が出てきますが、タオルグリップ法をやめると、2週間ぐらいで元の血圧に戻ってしまうそうです。やはりどんな降圧法も継続することが大事です。

そこで私も、高血圧患者さんにお願いして、握力の30％がランプ表示でわかる、市販の握力計を用いて、ハンドグリップ法の降圧効果を検証しました。

患者さんは63歳の男性で、ハンドグリップ法を行ってもらったのは、2018年10月15日から2カ月間。始める前月の収縮期血圧は平均134・9㎜Hg、拡張期血圧は平均97・0㎜Hgありました。

この男性には、家庭血圧計を用いて毎朝血圧を自分で測定してもらい、月の平均値を出していただきました。

結果は大きな降圧効果が得られたことがわかりました。**ハンドグリップ法を2カ月続けた後の12月の収縮期血圧の平均は128㎜Hg、拡張期血圧の平均は93・8㎜Hgで、それぞれ6・6㎜Hg、3・2㎜Hgも下がっていたのです。**

特別な道具を必要とせず、身近にあるタオルを利用するだけで血圧が下げられるの

ハンドグリップ法（タオルグリップ法）のやり方

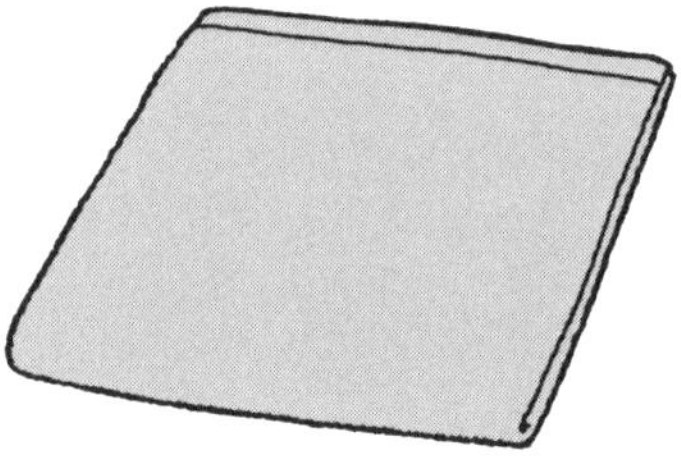

1 フェイスタオルを１枚用意し、まず長い方が半分になるように２つ折りにする

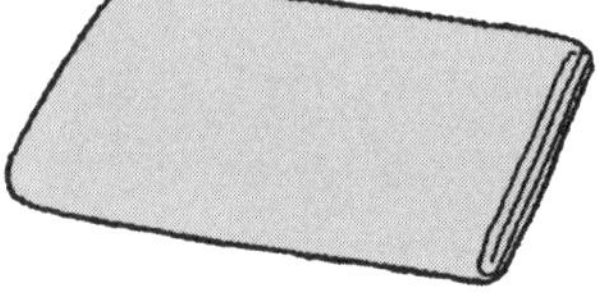

2 長い方がさらに半分になるように、もう１回折る

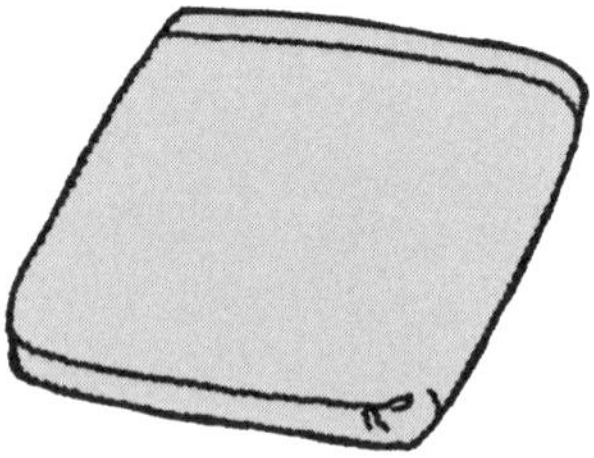

3 ２を２つ折りにする。正方形に近い形になる

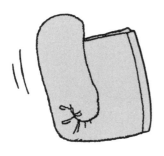

4 タオルを棒状に巻いていく

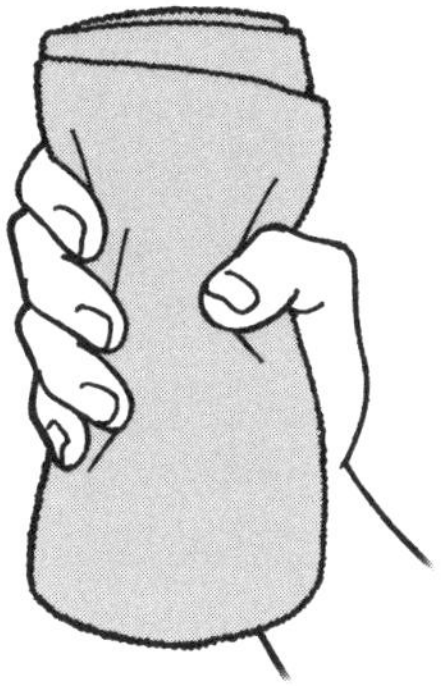

全力の３割程度の力で、
タオルを２分間握る

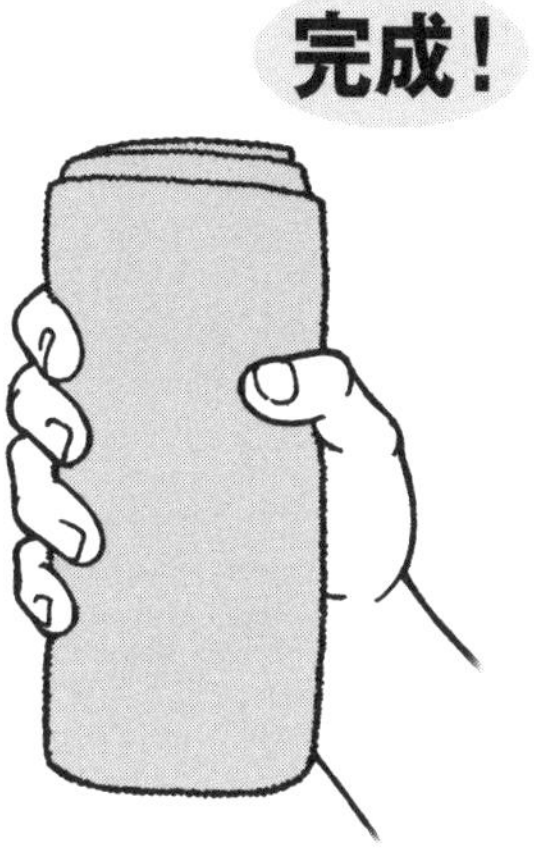

丸めたタオルを軽く握る

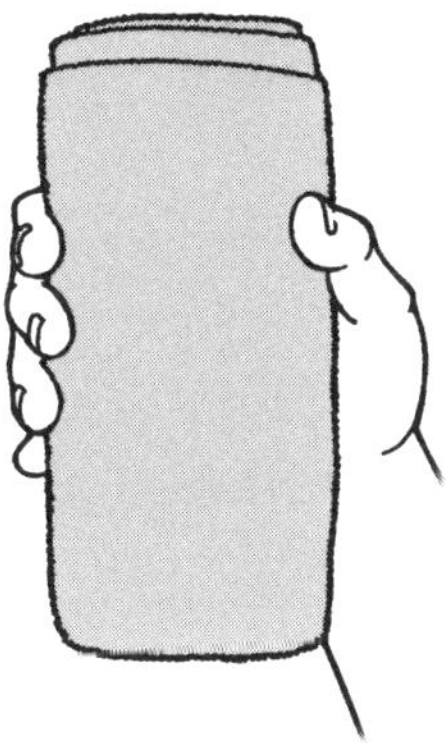

手の力をゆるめて１分間休む

左手、右手
それぞれ２回ずつ握る

週３回くらいを
目安に行う

＊参考文献：久代登志男『高血圧がスーッと落ち着くタオルグリップ法』（洋泉社）

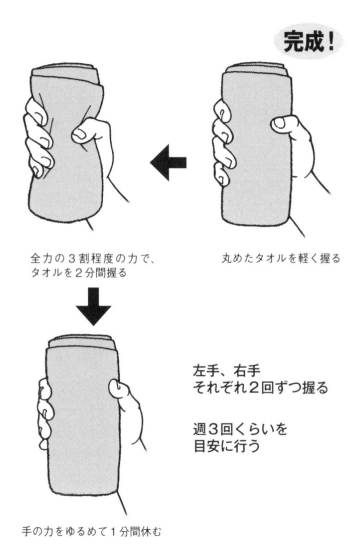

で、私も患者さんたちにすすめています。タオルグリップ法も、いずれ自動血圧計で科学的なデータをとりたいと思っています。

自律訓練法

自律訓練法も特別な道具なしで、血圧を下げることができる方法です。もともとは、ストレスを取り除いて自律神経のバランスを整える方法ですが、その歴史は古く、ドイツで誕生しました。

ドイツの大脳生理学者のオスカー・フォクトは、催眠状態に何度も入ったことがある人は、心身ともにリラックスして健康になることがわかりました。

そこで自分自身を催眠状態に導く自己催眠療法を練習することで、人から催眠術をかけられたときと同じ状態になることを発見したのです。

フォクトの研究に影響されたドイツの精神医学者であるヨハネス・ハインリッヒ・シュルツは、催眠状態になった人の共通体験として、四肢の重い感じ（重感）や温かい感じ（温感）が起こることに気づきました。

そして、この感覚が起こる心や体の変化が、催眠の本質であると考え、重感や温感を起こす方法を考案しました。これが標準練習と呼ばれるものですが、高血圧にもある程度効果があることが知られていました。シュルツは1928年にこの方法を学会で発表し、1932年に本に著しました。

さらにシュルツの高弟で、カナダに移住したドイツ人のルーテがこの考え方を引き継ぎ、発展させて、現在の自律訓練法が完成したのです。

自律訓練法が、不安障害や不安神経症に効果があることは知られていました。1994年、心療内科医で、私の上司でもあった菊池長徳教授から、高血圧の患者さんに自律訓練法を行ってもらったらどうかとすすめられました。

半信半疑だったので、私自身も寝る前に毎日、自律訓練法を行ってみました。すると1カ月過ぎたころから、「手足が温かくなる」と心の中でつぶやくと、実際に手足が温かくなることを経験しました。

また自律訓練法を行っているときに、心臓から血液が送り出され、手足に向かって血液がザーザーと行き渡る感覚もわかるようになってきました。

自律訓練法を続けていると、身体を自分でコントロールできるようになります。これこそが自律訓練法の極意だと見いだした私は、それ以後、患者さんに対する自律訓練法の指導にも力が入るようになりました。そして、自律訓練法を行った患者さんの血圧が確かに下がってきたのです。

降圧薬を飲んでいなかった患者さんに、自律訓練法をすすめてみました。始める前に家庭血圧計で測った朝の収縮期血圧は180㎜Hgくらいでした。

しかし**自律訓練法を始めて3カ月を過ぎるころから、収縮期血圧が140㎜Hgを下回るようになってきました。**

さらに、この自律訓練法を習得できた患者さんは、外来診察時の白衣現象（外来受診という精神的ストレスで一過性に血圧が上昇する現象）も抑えられることがわかりました（P20参照）。

その後、私のアメリカ留学での研究テーマの1つに、自律訓練法の血圧に対する効果の分析が加わりました。また現在も、患者さんに自律訓練法の練習をしていただくように指導を続けています。

自律訓練法は、可能であれば朝昼晩の3回行うのが基本です。集中して上手にできるようになると、深い睡眠から目覚めたときのように、気持ちがスッキリします。これは自律神経が整ったことの証です。

北里大学の中島節夫助教授らは、自律訓練法を行っている患者さんの体温をサーモグラフィで測定し、手足の温度が3℃も上昇していることを確認しています。これは自律神経のバランスがよくなり、手足の末梢血管が拡張したことにより血流が改善し、手足の温度が上昇したと考えられます。

自律訓練法には、温感練習や重感練習など、いくつかのメニューがありますが、血圧を下げる目的であれば、温感練習だけで十分効果があります。温感練習の詳しいやり方は110ページ以降で説明しています。

また自律訓練法は、温感などの練習と消去動作が組み合わせになっています。ですから、**最後に消去動作を行うことを忘れないようにしてください。**

消去動作を行わず、血管が拡張したままで立ち上がると、血圧が急に下がり、立ちくらみを起こすことがあります。

自律訓練法のやり方

＊言葉は声を出さず心の中で唱える

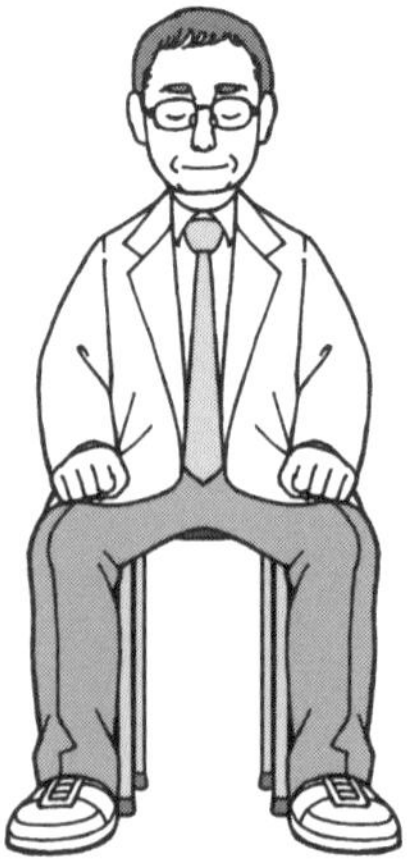

1

イスに座り、両手をひざの上にのせ、目を閉じて気持ちを落ち着かせる

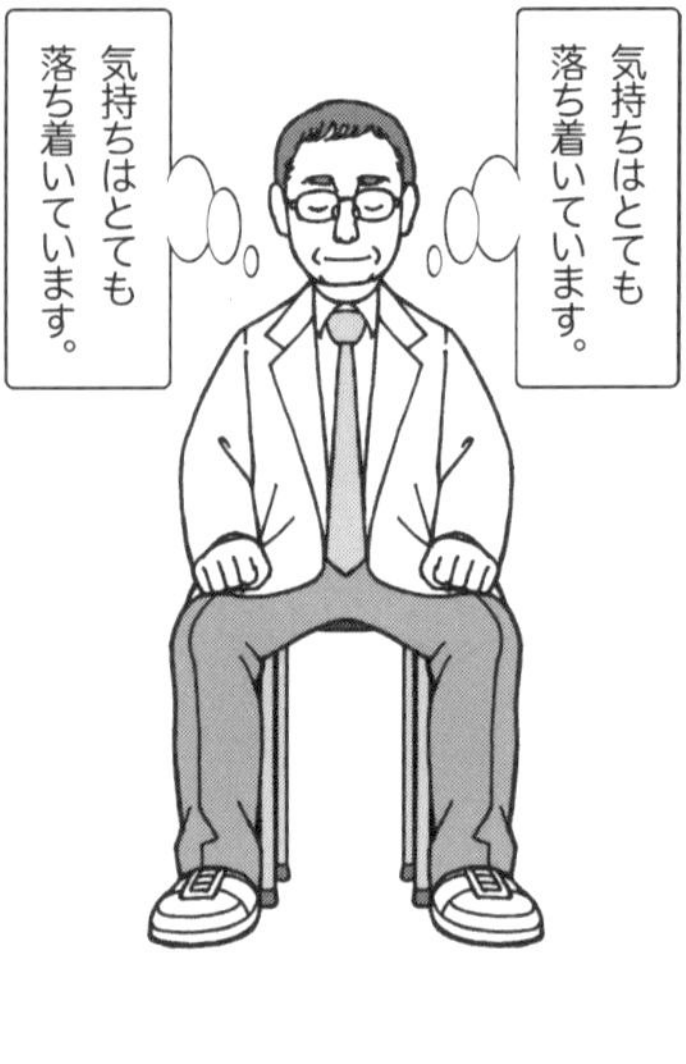

気持ちはとても落ち着いています。
気持ちはとても落ち着いています。

2

「気持ちはとても落ち着いています」
「気持ちはとても落ち着いています」
と心の中で繰り返し唱える

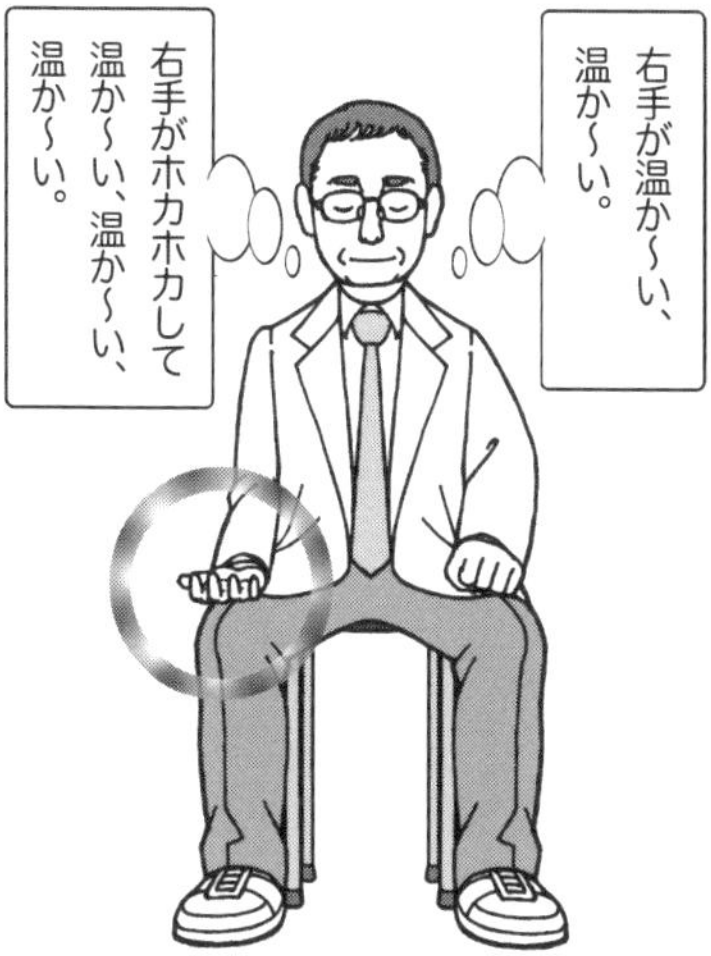

3

右手に意識を集中

「右手が温か〜い、温か〜い」
「右手がホカホカして温か〜い、
温か〜い、温か〜い」
「右手が温か〜い、温か〜い」
「右手がホカホカして温か〜い、
温か〜い、温か〜い」
と心の中で唱える。だんだん右手がホカホカしてくる

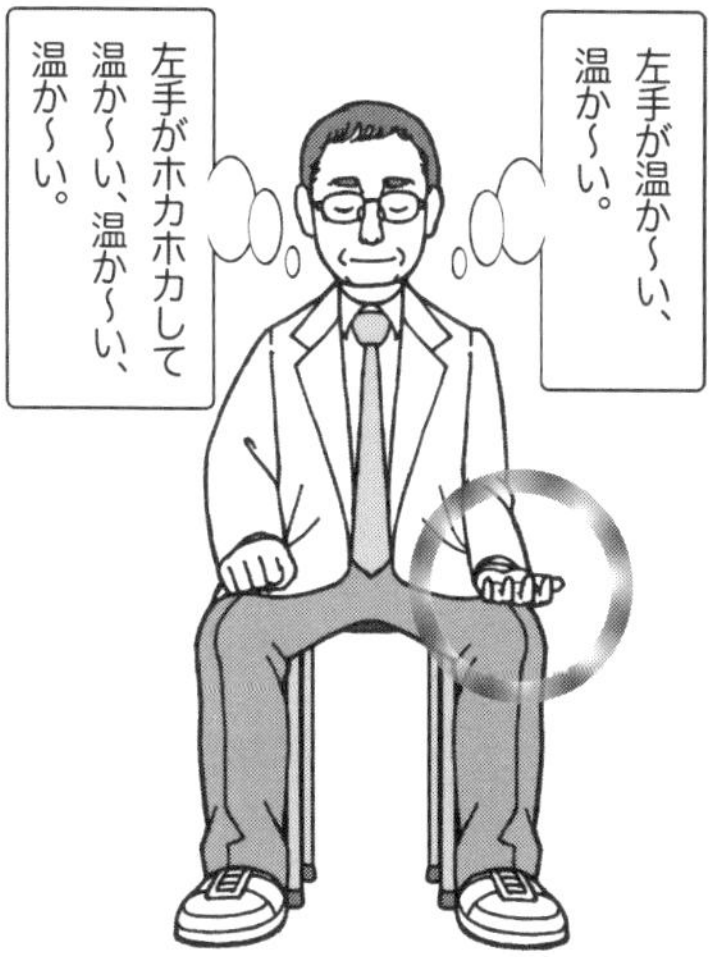

4

左手に意識を集中

「左手が温か〜い、温か〜い」
「左手がホカホカして温か〜い、
温か〜い、温か〜い」
「左手が温か〜い、温か〜い」
「左手がホカホカして温か〜い、
温か〜い、温か〜い」
と心の中で唱える。だんだん左手がホカホカしてくる

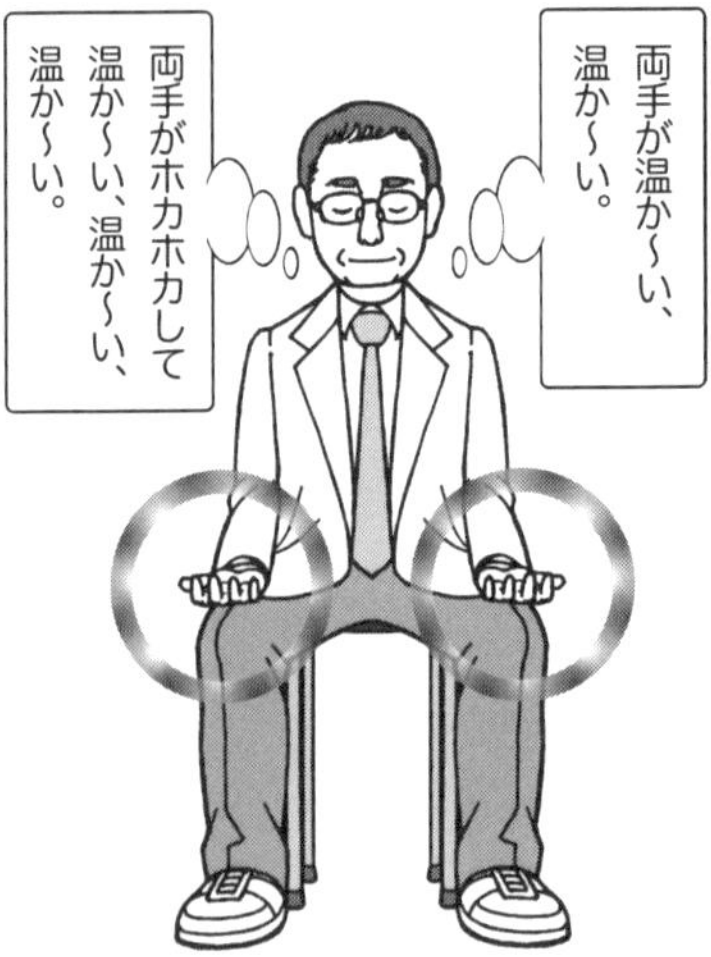

5
両手に意識を集中

「両手が温か〜い、温か〜い」

「両手がホカホカして温か〜い、温か〜い、温か〜い」

「両手が温か〜い、温か〜い」

「両手がホカホカして温か〜い、温か〜い、温か〜い」

と心の中で唱える。だんだん両手がホカホカしてくる

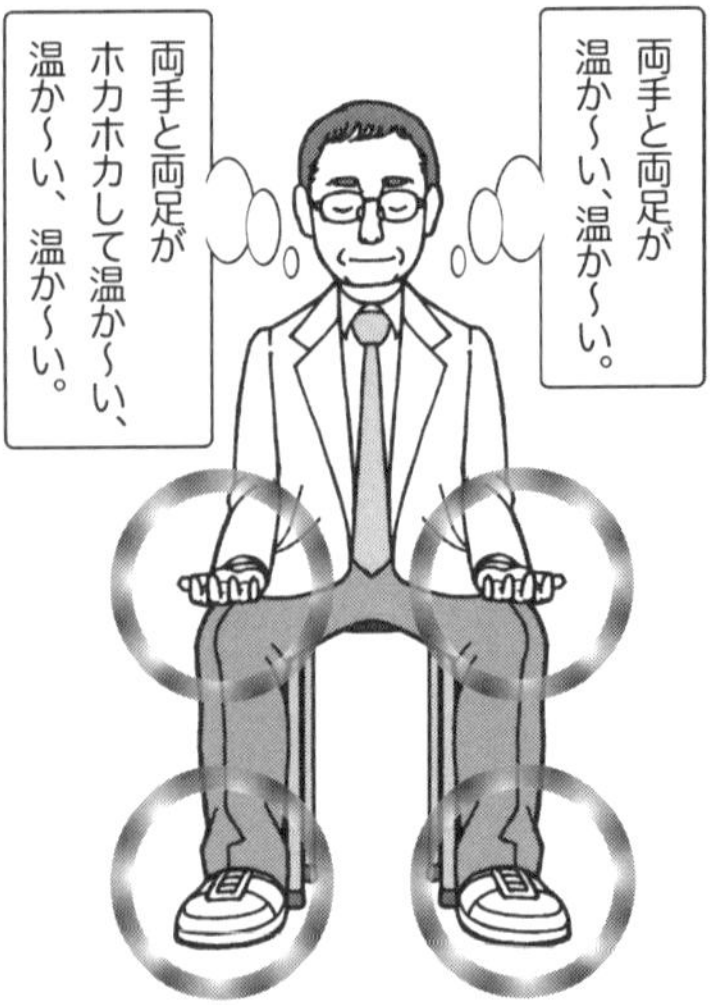

6
両手と両足に意識を集中

「両手と両足が温か〜い、温か〜い」

「両手と両足がホカホカして温か〜い、温か〜い、温か〜い」

「両手と両足が温か〜い、温か〜い」

「両手と両足がホカホカして温か〜い、温か〜い、温か〜い」

と心の中で唱える。だんだん両手と両足がホカホカしてくる

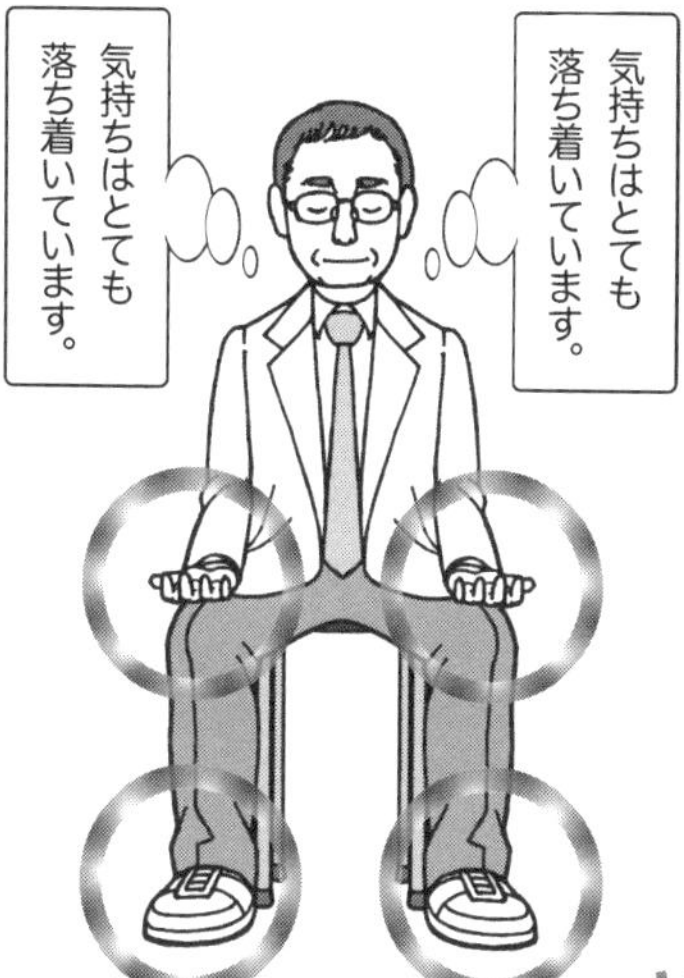
気持ちはとても落ち着いています。
気持ちはとても落ち着いています。

7 両手と両足に意識を集中したまま

「気持ちはとても落ち着いています」
「気持ちはとても落ち着いています」
と心の中で繰り返し唱える

8 消去動作を行う

忘れないで必ずやること!!

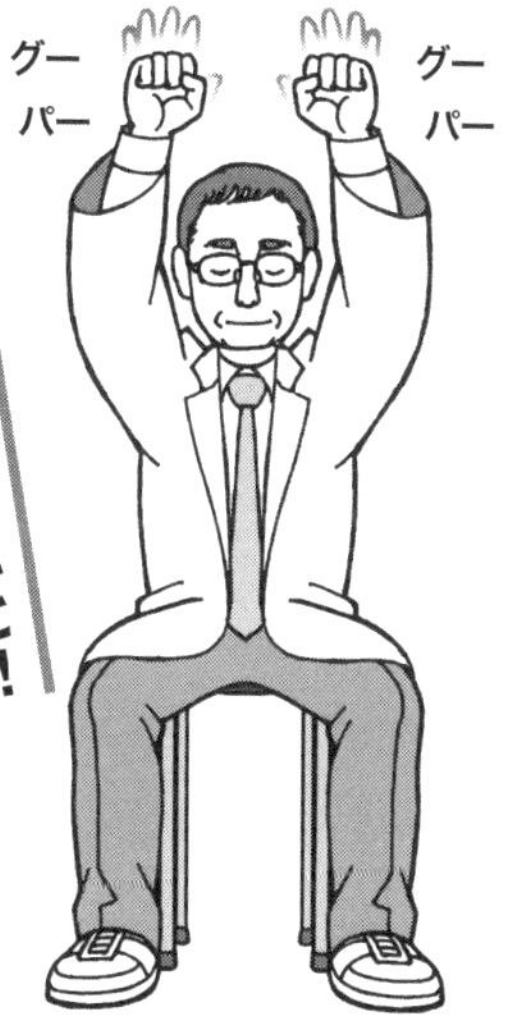
グー
パー
グー
パー

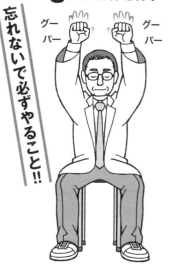

両手をぐっと上に伸ばし、
グーパーグーパーと、4～5回開いたり閉じたりする

9 目を開ける

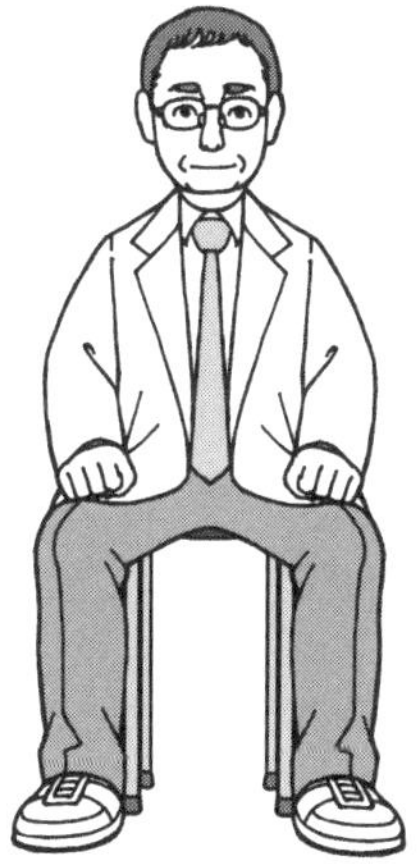

呼吸を整えて、ゆっくり目を開ける

それさえ注意すれば、自律訓練法は誰でも安心して行うことができる降圧法です。血圧を下げたい人は、ぜひ習得していただきたいと思います。

たくさん歩く

私は自分の患者さんに、朝と就寝時に家庭血圧を測っていただいています。それと同時に、体重と1日に歩いた歩数を、可能な限り記録していただいています。

家庭血圧と歩数を1カ月間記録していただき、平均血圧と平均歩数の関係を調べると、1日の歩数が1万歩の人は、2000歩の人よりも血圧が低めであることがわかりました。参加者全員の傾向を見ても、たくさん歩いている人のほうが、そうでない人よりも血圧が低くなるような印象がありました。

4種類の降圧薬を飲んでいた72歳男性の患者さんは、ほとんど歩く習慣がなかったので、少し歩くようにとアドバイスしました。最初は1日2Kmを目標にして、それが達成できたら、次は4Kmを目標に歩いていただきました。個人差はありますが、4km歩くには1時間くらいかかります。**1日4Kmを達成したころから、この患者さんの血**

圧はだんだん下がってきました。それとともに降圧薬も減らしていきました。4剤から3剤、2剤、さらに1剤へと降圧薬を減らすことに成功したのです。そして、最後には1剤の半分にまで減らすことができました。

1981年から始まった「大阪ヘルスサーベイ」という大規模な追跡調査では、たくさん歩く人は高血圧のリスクが低くなることを初めて明らかにしました。

研究の対象となったのは、収縮期血圧140㎜Hg未満かつ拡張期血圧90㎜Hg未満、および糖尿病歴がない正常血糖値の6017名の男性（35〜60歳）です。

当時の高血圧の診断は、収縮期血圧160㎜Hg以上もしくは拡張期血圧95㎜Hg、または降圧薬の内服です。運動習慣については、①通勤時の歩行時間、②運動習慣の有無（少なくとも週1回以上）、③運動習慣の回数を、質問票に記入してもらい、研究に用いるデータとしました。研究の結果、片道の通勤時の「歩行距離」が長くなるほど、新しい高血圧症の発症リスクは明らかに減少することがわかったのです。

血圧を下げるのには運動がよいといわれていますが、特別な運動は必要なく、歩くだけで効果があります。今まで運動習慣がなかった人は、まず歩くことから始め、少

しずつ歩数を増やしていくようにしましょう。

階段の上り下り

たくさん歩くと血圧が下がるといわれても、歩く時間をなかなか捻出できないという人がいます。そんな人には階段を上ることをおすすめしています。

階段を上ると、平地を歩くときよりも多くのエネルギーが消費されるといわれています。つまり短時間で、歩く以上の運動効果が得られることになります。

そこで駅やビルなどではエスカレーターを使わずに、階段を上るのを習慣にしている人もいるようです。ハイスピードで上れば上るほど、消費エネルギーが増すので、駆け上がるように階段を上っている人も見かけます。

しかし、この方法はすべての人におすすめできません。**健康な人であれば問題ありませんが、医師から血圧が高めだといわれている人が、急いで階段を上がるのは危険です。**ある研究結果によると、毎分70歩のスピードで階段を上った場合、3分間で平均80㎜Hgの血圧上昇が見られ、収縮期血圧が210㎜Hgに達した人もいたとのことです。このように運動中や直後で血圧が上昇することがあります。

そこで私は、**高血圧の人には階段の上りを使わず、下りのみを使うやり方をおすすめしています。具体的には、上りはエスカレーターなどを使って、下りは階段で降りるようにするのです。**

下りだけでは運動の効果がないのではないかと思われるかもしれません。ところが、上りのほうがややエネルギー消費量が多いくらいで、上りも下りも運動効果はあまり変わらないのです。したがって、血圧が高い人は、血圧や脈拍があがる上りはやめて、心臓や肺に負担のかからない下りのみを利用したほうがよいでしょう。

上り階段で使う筋肉は歩くときに使う筋肉と同じです。一方、下り階段で使う筋肉は、日頃あまり使わない大腿四頭筋を使います。このため、下半身の筋肉をバランスよく鍛えることができます。この筋肉は体の中で一番大きな筋肉ですので血圧を下げる効果も期待できます。

しかし、下り階段には転んでケガをするリスクが潜んでいるので、いつでも手すりにつかまれるように、ゆっくりと足元を見ながら歩くようにしてください。

きつい下着や服をやめる

きつい下着や衣服を着用すると血圧が上がります。低血圧の患者さんに弾性ストッキングをはいてもらって血圧を調べたことがありますが、収縮期血圧が24時間平均値で3㎜Hg上がりました。**低血圧の患者さんは、収縮期血圧が3㎜Hg上がっただけでも体調が改善します。**

逆に血圧が高めの人がきつい下着や衣服を身につけると、ストレスのため血圧を上昇させるホルモンのノルアドレナリンを上昇させ、血圧がさらに上がってしまいます。ですから血圧に不安がある人は、身体を締めつける行為を避けるようにしましょう。

女性は補正下着などで、美しい身体のラインをつくり出そうとしますが、血圧が高めの女性にはおすすめできません。また男性もベルトをきつく巻いたりすれば、血圧が上がる要因になりますのでご注意ください。

ベルトを使わない工夫としては、サスペンダーを利用するとよいでしょう。女性もゴム入りの服を選ぶなど、ゆるやかなファッションを楽しむようにしてください。

第4章

科学的に血圧を下げる減塩法

血圧を下げる第1歩は減塩から

科学的に血圧を下げる第1歩は減塩です。これまでの章でも減塩の効果についてお話してきましたが、そもそもなぜ塩分を多くとると血圧が上昇するのでしょうか。**実は塩分をとっても血圧が上がる人と、上がらない人がいます。これは「食塩感受性」を持っているかどうかの違いです。**

日本人の約6割は食塩感受性を持っていて、残り約4割は持っていない（食塩非感受性）といわれています。食塩感受性の高い人は体内に塩分を溜めておこうとする傾向があります。ではなぜ、食塩感受性のある人が塩分を摂ると血圧が上がるのでしょうか。

私たちの身体には、ナトリウム濃度（血液中の塩分濃度）を一定に保つ働きがあります。ナトリウム濃度が低くなったときは、腎臓からナトリウム（塩分）を再吸収します。逆にナトリウム濃度が高くなったときは、腎臓からナトリウムを排出します。

食塩感受性を持っている人が塩分を多く摂ると、腎臓の交感神経が刺激され、塩分排出を行う遺伝子の働きを抑制します。

その結果、血液中のナトリウム濃度が上昇しますが、ナトリウムには水分を保持する働きがあるため、血液の量が増えてきます。

血管の中に血液が多くなると、その分、血管壁には大きな圧力がかかります。つまり、血圧が上昇するわけです。

食塩感受性を持っている人の高血圧のことを、「食塩感受性高血圧」といいます。

食塩感受性高血圧の明確な定義や、診断基準はありませんが、**減塩による降圧効果が見られる場合は、減塩することで高血圧の改善が期待できます。**

また食塩感受性高血圧は、心臓や血管にかかる負担が大きいため、食塩感受性を持っていない人の高血圧（食塩非感受性高血圧）と比べて、心臓病や脳血管障害を発症するリスクが2倍以上になるといわれています。そのため、このタイプの人は、血圧が改善しても、減塩を続ける必要があります。

お酢やレモンなどの降圧食品を試す場合も、減塩をしていることが前提になります。

血圧を上げる要因を取り除かないと、降圧効果が得られません。食塩感受性高血圧には、減塩が不可欠なのです。

食塩非感受性の人は減塩しなくてよい？

塩分の影響を受けにくい、食塩非感受性高血圧の人は、減塩しなくてもよいのでしょうか。

そんなことはありません。このタイプの人も減塩は必要です。なぜなら、最近の研究では、食塩が血圧とは別に、心臓や血管にも悪影響を及ぼすことがわかってきたからです。

フィンランドの研究によると、食塩摂取量が少ないグループ（低塩食群）と多いグループ（高塩食群）の心血管死亡と総死亡の危険度を比較したところ、血圧の影響を除外しても、低食塩群のほうが心血管疾患の危険性が高く、総死亡も多いことがわかっています。

また塩分を摂りすぎると、日本人に多い胃がんのリスクも上昇します。高塩分の食品を摂ると、**胃がんの原因となるピロリ菌（ヘリコバクター・ピロリ）が増殖しやす**

くなることと、高塩分により胃の粘膜が傷ついて胃酸から胃粘膜を守れなくなってしまうからです。

このように、**血圧低下とは関係なく高塩分は心臓病や胃がんなどと関係しているので、塩分は減らしたほうがよいのです。**

いずれにしても、自分が塩分感受性高血圧なのか、塩分非感受性高血圧なのかは、減塩してみないとわかりません。また食塩感受性のある人は、若いころは正常血圧でも加齢にともなって血圧が上がってくる可能性があるので、高血圧になる前から減塩したほうがよいのです

事実、**食塩摂取量が非常に少ない地域では高血圧の人はみられず、加齢にともなう血圧上昇もほとんどないことがわかっています。**

厚生労働省では、健康な成人の食塩摂取量として、男性7・5g未満、女性6・5g未満としていますが、日本高血圧学会では、高血圧の治療においては食塩制限が重要であることから、1日6g未満の塩分摂取量を推奨してます。

しかし、これでも塩分が多いという意見もあり、WHO（世界保健機関）では、す

べての成人の減塩目標を5g未満としています。

塩分1g未満で降圧薬をやめられた

減塩はすればするほど降圧効果があります。塩分摂取量を1日1g未満にした私の患者さんの例をご紹介しましょう。

この患者さんは、初診時の収縮期血圧が220㎜Hgで、家庭での収縮期血圧は180㎜Hgでした。24時間7日間血圧計で測定した1週間の収縮期血圧平均値は154㎜Hgでした。その時の塩分摂取量は1日7gだったので、塩分摂取量を6g未満を目標に減塩するよう指示しました。降圧薬を4錠処方し、経過をみました。1年後、朝の収縮期血圧が100㎜Hg未満になったので、降圧薬を2錠さらに1錠に減薬し、それでも血圧が低いので、ついにその1錠もやめました。減塩を始めてから降圧薬をやめるまでの期間は、約1年半くらいです。また、薬をやめたときの患者さんの1日の塩分摂取量は、なんと0・36gでした。

このように、減塩だけでここまで高血圧を改善することができます。1日の塩分摂取量0・36gはなかなか大変ですが、努力すれば1年半で降圧薬をやめることができるのです。

生命を維持するために必要な塩分は、1日1～3gといわれていますが、アマゾン奥地で狩猟採集生活を送っているヤマノミ族の塩分摂取量はわずか0・05gで、高血圧の人は1人もいなかったという報告もあります。

ただし、極端な減塩を自分の判断で始めるのはおすすめできません。特に高齢者で食が細い人が厳しい減塩を行うと、脱水や栄養不足、低ナトリウム血症になってしまうリスクがあります。

ですから、**高齢者はあまり無理をせず、1日6g程度を目指せば十分です。**そうでない人も、前述の患者さんくらい減らすのであれば、主治医に相談するようにしてください。

普通の減塩法はすぐに挫折する

日本人の1日あたりの平均食塩摂取量は、男性10・1g、女性9・3gです（平成30年『国民健康・栄養調査』厚生労働省より）。一方、高血圧の人が目指すのは、前述したように6g未満です。男性は今の平均よりも約4g、女性も3g以上減らさないと達成できません。

ラーメンは一般的なもので1杯8・6gといわれています。塩分を減らすため、スープを半分残したとしても、目標摂取量の3分の2は摂ってしまうことになります。これにギョーザやチャーハンを付ければ、1食で軽く6gを超えてしまうのです。

いくら高血圧を改善するのに減塩がよいといわれても、多くの日本人にとって、今まで続けてきた食事から、いきなり6g未満を目指しても、簡単には実行することはできないでしょう。最初のうちはなんとかがんばって減塩を続けられても、すぐに挫折するのは目に見えています。

これは私の経験からいえることです。高塩分の患者さんに減塩の指導をすると、一時的には減塩生活を続けてくれますが、それを継続することができないのです。なぜ減塩生活を継続できないのでしょうか。

ひとことでいえば、減塩食はおいしくないし、続けるのは楽しくないからです。勉強に例えるなら、試験勉強を毎日強いられるのと同じです。もちろん、中にはそれができるガリ勉タイプの秀才もいますが、そうでない人が圧倒的多数なのです。

これまでの減塩治療は、誰にでも簡単にできるものではありません。どうやったら、ズボラでもできる減塩法はないものかと考えていたところ、ある患者さんの何気ないひとことがヒントになりました。その患者さんは中華料理店の店長でしたが、こんなことを私にいったのです。

「先生、毎日料理の味見をしているので、店を閉めるころになると塩味がわからなくなってしまうんですよ」

それを聞いて、ピンときました。濃い味に慣れてしまうと、塩味がわからなくなるのなら、その逆はできないかと思ったのです。

1週間だけの減塩生活

ガリ勉タイプの秀才でなくても、テストの前一週間くらいなら、がんばって勉強できます。ほとんどの人は、そうだったのではないでしょうか。かくいう私も、学生時代はこのタイプでした。しかし、1週間でも集中して勉強すれば、それなりに学力はついてくるものです。

減塩も同じで、1週間がんばって薄味に慣れれば、それまでの塩味を濃く感じるようになるのではないかと私は考えました。

そんな仮説から生まれたのが、渡辺式「反復1週間減塩法」です。この方法は、1週間だけ徹底的に減塩してもらいますが、その後は普通の食生活に戻ってもよいというルールになっています。

がまんして減塩した後には、ご褒美が待っているのですから、これなら実行できるでしょう。

ただし、その1週間は修行僧のような厳しい減塩生活に耐えなければなりません。

しかも私が指導する1日の塩分摂取量は、日本高血圧学会の推奨値と同じ6g未満で、前述のWHOの塩分摂取量の推奨値の5g未満より1g多いだけです。

1日6g未満の塩分で生活を一生続けなければならないのは苦痛です。想像するだけで、やる気が失せてしまうでしょう。

しかし苦痛を味わうのはたった1週間だけだといわれれば、高血圧を改善するためなら、がんばれるのではないでしょうか。実際に指導した患者さんで、この厳しい減塩に、耐え抜いた人は数えきれません。

なお私が外来で減塩指導をするときは、患者さんの尿を採取して分析する「蓄尿検査」を行います。集めた尿を分析すれば、その患者さんが1日にどのくらいの塩分を摂っていたか推定できます。

蓄尿を行うことによって、患者さんが1週間6g未満を達成できたかどうかがわかります。また達成できない場合は、患者さんの食生活を聞き出すことで、何がいけなかったかを明らかにすることができるのです。

反復して減塩を1週間がんばれば塩味の感覚がリセットされる

1週間の厳しい減塩生活を終えたら、何を食べてもかまいません。ラーメンのスープを飲み干そうが、お寿司にしょう油をたっぷりつけて食べてもいいのです。どんな食べ方をしてもその人の自由です。

ところが、**1週間6g未満の塩分生活を何度も経験してしまうと、塩味の感覚がリセットされます。そうして以前のような高塩分の料理を食べると、塩辛く感じられるようになります。**

そうなると、以前のように何を食べてよいと言われても、身体が受けつけなくなります。結果的に塩分摂取量が減少してくるのです。

この1週間の減塩生活を1カ月に1回行います。これを繰り返していくことで、塩分6g未満の食事で満足できる身体に変わっていくのです。

いつのまにか薄味で満足できるようになった患者さんたちは、私がいちいち指導しなくても、しょう油や塩などの調味料をほとんど使わなくなります。漬け物や梅干し、明太子といった高塩分のものを食べなくなった人、外食をしなくなった人も珍しくありません。

1週間の減塩生活を10回ほど繰り返すと、1日の塩分摂取量が12〜13gだった人でも、6g未満を達成し、継続できるようになります。1日38g近くの塩分を摂っていた患者さんが6g未満の食生活に切り替えることができた例もあります。

私が指導する場合は、蓄尿のデータを見ながら指導するので、患者さんは何を食べたときに塩分量が増えるのか、あるいは自分がどれほど多くの塩分を摂っているのかがはっきりわかります。

ただし蓄尿から摂取塩分量を推定する作業は、医療機関でないとできません。しかし自分1人でも、塩分の多い食品を徹底的に避けることで、6g未満を達成することは難しくはありません。

一般的に、外食をおいしいと感じる人は1日に平均14gの塩分を摂取しており、外食が塩辛いと感じる人は1日に平均7gの塩分を摂取しています。反復1週間減塩法では、まず外食が塩辛いと感じるレベルを目指し、そこからさらに2g減らしていくようにしましょう。

減塩生活中に食べてはいけないもの

1週間の減塩生活を始めるにあたって、私が患者さんにアドバイスするのは、次のようなことです。

まず、しょう油、塩、みそ、ポン酢、ソース、トマトケチャップなど塩分を含んだ調味料は1週間だけ一切使わないようにします。

みそは第2章で降圧食品として紹介していますが、この期間に摂ると減塩の効果が判定できないので極力避けます。当然、みそ汁も飲んではいけません。

納豆はタレを使わないで食べます。刺身もワサビだけ、焼き魚には塩もしょう油もかけないで食べていただきます。

漬けものや梅干しは、少し食べただけでもかなりの塩分を摂取することになります。決して口にしないようにしましょう。

塩分の摂取量を6g未満にする以外は、食事の制限はありません。何を食べてもかまいません。外食で焼き肉を食べてもよいのです。ただしタレや塩コショウをつけずに肉を食べていただくことになり、キムチもビビンバも頼んではいけません。ラーメンやうどんなどの麺類も、スープを半分にしたとしてもかなりの塩分になるので、極力とらないようにします。

となると、現実的には外食はダメということになります。外食は基本的に高塩分ですから、みそ汁や漬けものなどを残したとしても、かなりの塩分を摂取することになってしまいます。

自宅で食べる場合も、加工食品は避けなければなりません。具体的にはハムやソーセージ、魚の干物、ちくわやかまぼこなどの練り製品などです。いずれも塩分が多いので摂らないようにします。

缶詰も塩分表示があるものは食べてはいけません。サバ缶などの魚の缶詰は身体によいといわれていますが、水煮缶にも塩分は含まれているので、避けるようにしてください。

また、おやつもポテトチップスやせんべいなどのスナック菓子は、当然のことながら塩分が相当含まれているのでご法度です。**おやつを食べたい場合は、ゆで卵を塩をつけずにそのまま食べるとか、しょう油をかけずに冷や奴を食べるといった工夫をするとよいでしょう。**

私が外来で指導する場合は、蓄尿でどれくらい塩分を摂ったかがわかるので、こっそり食べても結局バレてしまいます。

しかし自分でやる場合はどうすればよいのでしょうか。そのために参考になるのが、次ページのチェックシートです。「土橋卓也，増田香織，鬼木秀幸，他：高血圧患者における簡易食事調査票『塩分チェックシート』血圧，20，1239-1243（2013）」に掲載されたものを、著者に許可を得て掲載したシートですが、自分がどのくらい塩分を摂っているか自分で判定することができます。

チェックシートでは、0～8点を「合格」としていますが、理想は0点です。1週間の減塩生活中は、0点を目指してがんばりましょう。

0点を達成するには、このチェックシートに掲載されている食べ物は一切摂らないようにしないといけません。1週間の減塩をした後は、好きなように食べられること

あなたの塩分チェックシート

あてはまるものに○をつけ、合計点を計算してください		3点	2点	1点	0点
これらの食品を食べる頻度	みそ汁、スープなど	1日2杯以上	1日1杯くらい	2～3回/週	あまり食べない
	漬けもの、梅干し	1日2回以上	1日1回くらい	2～3回/週	あまり食べない
	ちくわ、かまぼこなどの練り製品		よく食べる	2～3回/週	あまり食べない
	あじの開き、みりん干し、塩鮭など		よく食べる	2～3回/週	あまり食べない
	ハムやソーセージ		よく食べる	2～3回/週	あまり食べない
	うどん、ラーメンなどの麺類	ほぼ毎日	2～3回/週	1回/週以下	食べない
	せんべい、おかき、ポテトチップスなど		よく食べる	2～3回/週	あまり食べない
しょう油やソースなどをかける頻度は?		よくかける(ほぼ毎食)	毎日1回はかける	ときどきかける	ほとんどかけない
うどん、ラーメンなどの汁を飲みますか?		すべて飲む	半分くらいは飲む	少し飲む	ほとんどかけない
昼食で外食やコンビニ弁当などを利用しますか?		ほぼ毎日	3回/週くらい	1回/週くらい	利用しない
夕食で外食やお総菜などを利用しますか?		ほぼ毎日	3回/週くらい	1回/週くらい	利用しない
家庭の味付けは外食と比べていかがですか?		濃い	同じ		薄い
食事の量は多いと思いますか?		人より多め		普通	人より少なめ

○をつけた個数	3点×　個	2点×　個	1点×　個	0点×　個
小計	点	点	点	点
合計点				点

チェック	合計点	評価
	0～8	食塩はあまりとっていないと考えられます。引き続き減塩しましょう
	9～13	食塩摂取量は平均的と考えられます。減塩に向けてもう少しがんばりましょう
	14～19	食塩摂取量は多めと考えられます。食生活の中で減塩の工夫が必要です
	20以上	食塩摂取量はかなり多いと考えられます。基本的な食生活の見直しが必要です

出典：社会医療法人製鉄記念八幡病院 病院長 土橋卓也先生

をはげみにしてがんばってください。

塩分なしでおいしく食べるコツ

しょうゆやソース、みそなどの調味料が一切禁止となると、何を食べてもおいしくないと思われがちです。

しかし、これらの調味量をかけなくても、おいしく食べるコツがあります。例えば、第2章で述べたように、**お酢やレモン果汁（レモンの絞り汁）を使ってみてはいかがでしょうか。**

とんかつやフライには、レモンの絞り汁をかけますが、レモンの酸味だけでもおいしく食べられます。

ギョウザは、しょう油とラー油、お酢をまぜてタレをつくりますが、**ラー油とお酢だけでもおいしく食べられます。**その際、ラー油を少し多めに入れると味にパンチが出ます。

ラー油の辛味はトウガラシの成分ですが、トウガラシも減塩のもの足りなさを補ってくれるので、調味料として積極的に活用しましょう。

この他、ワサビやカラシ、山椒、コショウ、カレー粉などの香辛料も、塩分の代わりになります。

お刺身はワサビだけでも食べられますし、それだけでもの足りなければ、お酢やレモンの絞り汁を加えてもよいでしょう。

炒めものは塩コショウをやめて、コショウやカレー粉だけで味付けします。多めに入れてパンチを効かせるのがコツです。

マヨネーズは塩分が少ない調味料ですが、塩分ゼロではありません。そのため、患者さんには禁止といっています。どうしても、マヨネーズの食感がほしい場合は、プレーンヨーグルトを使うとよいでしょう。生野菜にプレーンヨーグルトをつけて食べると、ヨーグルトのような食感が味わえます。

ニンニクやショウガの香りも、減塩のもの足りなさを補います。ステーキや中華料理などに合うので、おすすめです。これらを参考にして、1週間の減塩生活を乗り切ってください。

外食ならそばかステーキ

1週間の減塩生活中は外食できないといいましたが、お勧めしている人とか、どうしても、ランチは外食せざるをえないという人もいるでしょう。そんな人におすすめなのが、そばとステーキです。

まず、そばですが、温かいそばはつゆ（スープ）を飲んでしまう恐れがあるので、もりそばやざるそばなどの冷たいそばを選びます。

食べるときは、めんつゆにそばをつけすぎないことが重要なポイントです。めんつゆには大量の塩分が含まれているので、たっぷりつけてはいけません。可能な限りめんつゆは少なめにつけて食べるようにしましょう。

江戸っ子は、めんつゆをほんの少しだけつけるのが粋な食べ方とされています。これには理由があって、めんつゆをつけないほうが、そばの香りを楽しむことができるからです。

そばにはそば粉100％の「十割そば」と、「二八そば」などの小麦粉を混ぜたそばがあります。小麦粉を入れたそばを打つときは塩を使わないとまとまらないので、小麦粉の割合が多くなるほど塩が多く含まれます。そこで、**減塩生活中に食べるなら、本格的な十割そばを選ぶようにしましょう。**

そばは前述のように、食べ方やそばの選び方によって、塩分を多く摂る可能性があります。ですから、ランチは毎日そばとするのではなく、別の減塩メニューも選ぶようにしてください。

もう1つ、私がランチメニューとしておすすめしたいのはビーフステーキです。カロリーが気になる人もいるかもしれませんが、ヒレ肉ややもも肉などの部位を選べば脂肪分もカロリーもそれほど高い食品ではありません。

ただしソースをかけると塩分の摂りすぎになってしまうので、ソースはご法度で、粒コショウかレモンの絞り汁などで食べるようにしましょう。

減塩するために、そばかステーキかといわれたら、ステーキです。ステーキなら腹持ちもよく元気がわいてきます。午後の仕事をバリバリこなすためのエネルギー源という点でも、ステーキがおすすめです。

朝の減塩が効果的

減塩は3食均等に減らすのが基本です。日本高血圧学会の推奨値である6g未満であれば毎食2gです。

ただランチは外食しなければならないので2g未満は厳しい、というのであれば、朝食か夕食でしっかり減塩する必要があります。中でも大事なのが朝の減塩です。

なぜなら、朝食の塩分が多いと、1日の平均血圧が高めになるといわれているからです。

起床前後はレニン、アルドステロン、アドレナリンやノルアドレナリンといった、血圧を上げるホルモンが盛んに分泌される時間帯です。特にアルドステロンはナトリウム（塩分）を身体の中にため込む働きがあるので、この時間に塩分を多くとってしまうと、日中の血圧が上昇してきます。

お勤めしている人などの中には、朝は食事する時間がないからと、朝食抜きで出勤する人がいます。

塩分を摂らないから食べないほうがよいのかというと、そうではありません。朝食を抜きも血圧を上げてしまいます。

血圧は1日のうち、ずっと同じではありません。起きているときは、そのときの身体の状態や行動によって上下します。

すでにお話ししましたが、リラックスしているときは副交感神経の働きが優位になって血圧が下がりますが、仕事で緊張しているときは交感神経の働きが優位になって血圧は上がります。

1日の生活でいうと、起きた瞬間に交感神経の働きが優位になって血圧が上がり始め、家を出て身体を動かすことによって、血圧はさらに上昇します。**さらに朝食を抜くと、強い空腹ストレスが交感神経を刺激して、一気に血圧が上がってしまうのです。**

ですから、血圧を上げないためには、朝食は必ず摂り、しかも1日のうちで1番減塩を意識したメニューにすることが大事です。塩分を含まない食材で、かつ栄養バランスがよい朝食をとってください。

減塩効果を正しく判定するには？

反復1週間減塩法と銘打っているように、1週間減塩生活を終えたら、3週間は塩分制限がありません、また1週間減塩生活を実行してください。**つまり、1カ月のうち1週間だけ減塩を意識した生活を続け、それを繰り返すのです。**

繰り返しているうちに、塩分制限のない期間も自然に塩分摂取量が減っていき、6g未満でも満足できるようになります。それとともに血圧が下がってきたら、減塩による降圧効果が確認できたことになります。

減塩による降圧効果を正確に判定するためには、血圧を上げる要素を排除しなければ科学的とはいえません。減塩期間中はみそ汁を飲んではいけないといったのもそのためです。

減塩期間中にみそ汁を飲んで血圧が下がったとしたら、それが減塩によるものなのか、みその成分によるものか判定できません。

減塩だけで血圧が下がるかどうかを確認するためには、みそに含まれる塩分の影響を除かなくてはならないのです。

ただし、減塩で降圧効果が確認できた後にみそ汁を飲み、さらに血圧が下がったのであれば、みそによる降圧効果も確認できたことになるので、その後も続けてよいでしょう。

同じ理由で、他の降圧食品を試すときも、1週間反復減塩法を3カ月くらい続けてから始めるのが理想的です。

そうすれば、お酢やレモン果汁などの飲用で血圧が下がった場合、減塩へのプラス効果だということがわかります。降圧食品の効果が科学的に判定できるのです。

また血圧が上がるような生活をしている人は、それを減塩期間中はやめてもらう必要があります。

例えば、晩酌をする習慣のある人は、減塩期間中は禁酒しなければなりません。お酒は血圧を上げる作用があるので、飲酒を続けていると、減塩しても血圧が下がらないことがあります。また下がったとしても、お酒を飲まなければもっと下がったかもしれません。そのため、協力していただく患者さんも、お酒を飲む習慣のある人の場合は禁酒してもらいます。そこまでお願いして、ようやく科学的な降圧データを得ることができるのです。

なお最近、**食品に含まれる余分な塩分を体外に排泄させるサプリメントが販売され、注目されています。**

メカニズムとしては、コンブやワカメなどの海藻に含まれるアルギン酸類が、ナトリウムと結びついて排泄させるといわれています。食品に含まれる塩分をある程度カットする効果があるようです。

もともとの塩分摂取量がすごく多くてなかなか減塩できない人や、減塩の効果を短期間で引き出すために利用できるのではないかと期待しています。

体内に吸収される塩分を減らせるのですから、減塩と同じ効果があると考えられますが、血圧を下げる効果があるかどうかは、自動血圧計などを用いて詳しく検証する必要があるでしょう。

第5章

血圧を科学的に下げるための理論

なぜ血圧が高くなるのか？

血圧とは動脈内の血管の圧力のことをいいます。水道の蛇口にホースをつないで、ホースの先端をつまむと勢いよく水が出てきますが、血圧が上がるメカニズムは、これと同じです。

ホースをつまんで水が勢いよく流れると、ホースにかかる圧力は増加します。逆に、つまんだホースをゆるめると、水の勢いが弱くなり、ホースにかかる圧力が弱くなります。血管もホース状になっていますから、血管が収縮すれば血圧が上がり、血管が拡張すると血圧は下がります。

血圧が正常な人の場合、朝起きたときから血圧が上がり、日中の活動時は血圧が高い状態が続きます。夜になると血圧は下がり始め、睡眠中は最も低くなります。

このように血圧は約24時間のリズムで変動しています。第1章で述べたサーカディアン・リズムにしたがって、血圧が日内変動しているのです。

血圧変動をコントロールしているのが、これまで何度かお話してきた自律神経です。おさらいすると、自律神経には活動状態のときに優位になる交感神経と、休息状態のときに優位になる副交感神経があります。

交感神経が優位な状態になると、心拍数が増え血管が収縮して血圧が上昇します。一方、副交感神経が優位のときは、心拍数が減り血管が拡張するため血圧が下がります。

もっと詳しくいうと、交感神経が優位になると、アドレナリンやノルアドレナリンといった血管を収縮させるホルモンが分泌され、さらに心臓の収縮力を増して、心臓から送り出される血液の量を増やします。1回に送り出される量を増した血液が収縮した血管に流れるため、血圧が上昇するのです。

またサーカディアン・リズムの変動だけでなく、血圧は環境や日常生活のさまざまな状況によっても変動します。

例えば、寒さを感じるような環境にいると、血圧は上がります。寒いところでは、血管を収縮させて、身体からの放熱量を減らして、体温が下がるのを抑えようとするからです。

逆に、**お風呂の浴槽につかっていると、血圧は低下します。**入浴すると、お湯から身体に移動した熱が体内に蓄積されます。体内に熱がたまり、身体が危険な状態におちいってしまうので、それを回避するために、血管が拡張するので血圧が下がります。

また、**緊張したときには血圧は上がります。これは太古の人類が動物に襲われるなど、緊急事態に遭遇したときに対処するために獲得したメカニズムです。**

緊急事態が起こると、交感神経が一気に作動し、アドレナリンやノルアドレナリンを分泌させて手足の発汗を促します。いわゆる手に汗を握る状態です。

危険から走って逃れるためには、足がすべったりしないように、発汗によって足の指の表面を濡らして、早く逃げられるようにしなければなりません。この時、血管を収縮させるホルモンが多量に分泌されるため、血圧も上がってくるのです。

高血圧はサイレント・キラー

健康な人でも、緊張したり、運動をしたときは血圧が上がりますが、リラックスしたり、安静にすれば血圧は正常範囲に戻ります。これに対し、安静時でも血圧が正常範囲を超えてしまうのが高血圧です。

高血圧になっても、通常は自覚症状がほとんどありません。自覚がないのに、高血圧は、心筋梗塞や脳卒中といった死につながる病気を引き起こします。そのため高血圧は「サイレント・キラー（静かなる殺人者）」と呼ばれています。

これらの病気が起こる前に、すでに身体の中では動脈硬化が進んでいます。高血圧が恐ろしいのは、動脈硬化を進行させてしまうからです。

動脈硬化とは、動脈の血管が硬くなって弾力が失われた状態のことをいいます。ゴムホースは古くなると、硬くなって柔軟性を失い、もろくなっていきますが、高血圧の血管にも同じようなことが起こっています。

もろくなったホースに水を流して使い続けると、ホースの壁には強い圧力がかかるため、ホースの内部が傷つきます。

血管の場合は、高血圧の状態が続くと、1番内側の内皮細胞が傷つきます。ケガをして出血すると、血を固めて傷を治そうとしますが、血管の内皮細胞が傷ついたときも、傷を修復しようとして、血のかたまりができやすくなります。この血のかたまりのことを「血栓」といいます。

血栓ができると血管内の血液の通り道はさらに狭くなります。狭くなった血管に血栓が詰まって起こるのが、脳梗塞や心筋梗塞です。

血管が詰まると、そこから先の組織に血液がとどかなくなります。全身の細胞は血液によって栄養や酸素が送りとどけられているので、血液がとどかなくなると、それらの細胞が壊死してしまうのです。脳の血管が詰まって、脳細胞が壊死するのが脳梗塞、心臓から出ている冠動脈が詰まって心筋が壊死するのが心筋梗塞で、いずれも死につながる病気です。脳梗塞は一命をとりとめたとしても、脳の一部が壊死してしまえば半身まひなどの後遺症が残ります。

動脈硬化となり柔軟性を失った血管は拡張しづらくなるため、高血圧の状態は解消されません。逆に、もろくなった血管に強い圧力がかかり続けると、血管が破れてしまうこともあります。これが脳出血やくも膜下出血、大動脈破裂が起こる原因です。**高血圧に加えて、糖尿病や脂質異常症などの病気があると、さらに動脈硬化が進みやすくなり、脳卒中や心筋梗塞の危険性がさらに増します。**

動脈硬化が進むと「脈圧」も大きくなります。脈圧というのは、収縮期血圧と拡張期血圧の差、すなわち上の血圧と下の血圧の差のことです。

若い人、特に肥満傾向のある高血圧の人は、収縮期血圧はそれほど高くなくても、拡張期血圧が高いのが特徴です。

一方、高齢者の高血圧は、動脈硬化が進んでいることが多いため、拡張した血管を元に戻す力が低下します。そのため拡張期血圧が下がり、脈圧が大きくなってくるのです。

脈圧が大きくなると、脳卒中や心筋梗塞などが増えます。脈圧が60㎜Hg以上になると、これらの病気の発症頻度が高くなることがわかっています。こうなる前に、血圧を下げる生活を始めましょう。

心筋梗塞は早朝に起こる？

脳卒中や心筋梗塞は、血管が収縮しやすい冬に起こりやすいと思われがちですが、意外にも夏場のほうが多いのです。

夏場に大量の汗をかいて脱水が起こると、血液はドロドロになって流れが悪くなり、血管を詰まらせる血栓ができやすくなります。そのため、夏場は心筋梗塞や脳梗塞が起こりやすいのです。

夏場の病気というと熱中症が1番怖いと思われていますが、心筋梗塞や脳梗塞にも注意する必要があります。

脱水が起こるのは夏場だけとは限りません。高血圧の人や高齢者は、夜間に汗をかいて脱水になっているところに、朝の血圧上昇が加わって、脳梗塞や心筋梗塞を起こすことがあります。

特に心筋梗塞は、起床後1時間以内が最も発作が起こりやすく、「魔の時間帯」ともいわれています。高血圧の人や高齢者は脱水の対策をすると同時に、朝の血圧が高くならないように注意することが大事です。

朝の家庭血圧が高い人は、早朝高血圧が疑われます。早朝高血圧には2つのタイプがあります。

1つは「早朝血圧急上昇型」で、睡眠中の深夜は血圧が低くなるものの、早朝に急激に上がるタイプです。高齢者や高血糖、高コレステロールの人に多く見られます。このタイプは脳卒中をのリスクが高いので注意が必要です。

もう1つは「持続性高血圧型」で、深夜あまり血圧が下がらず、早朝になっても高い血圧がだらだらと持続するタイプです。このタイプは高血糖や腎機能が低下している人などに多くみられます。

降圧薬を服用している人にも、早朝高血圧が見られることがあります。これは薬の効果が深夜や早朝に切れてしまうことが原因です。この場合は薬の種類や服用時間を変更する必要があります。

早朝高血圧は、血圧が正常な人でも起こる現象で、脳卒中のリスクを倍以上にまで上げてしまう可能性があるので注意しなければなりません。

血圧が上がったり下がったり

血圧は1日のうちに変化しますが、環境の変化などで血圧が急上昇することがあります。例えば、夏の暑い日、屋外からスーパーの冷凍食品コーナーに行って、収縮期血圧が192㎜Hgまで上がった症例があります。

急激に上昇した血圧は、その後、元の血圧に戻ります。急激に上昇した後、急激に下がるため、いわゆる「一過性の血圧乱高下」が起こるわけです。まるでジェットコースターが軌道を急激に上っていって、その後で急降下するような変化であることから、TBS系（CBSテレビ制作）のテレビ番組『健康カプセル！ ゲンキの時間』の中で、一般の人にわかりやすく紹介するため「ジェットコースター血圧」と呼びました（2015年8月16日放送）。

こうした一過性の血圧乱高下は、普段の血圧があまり高くない人であれば、それほど心配することはないと思います、しかし、血圧がやや高めの人や、動脈硬化が進んでいる人は、一過性の血圧乱高下が起こる可能性のある行動には注意しなければなりません。

先に紹介した夏の急激な温度変化はもちろん、冬も室内と戸外の温度差が大きいので乱高下が起こりやすくなります。寒い場所に移動するときは温かい衣服を着る、その逆の場合は上に羽織るものを用意するなどの対策を講じるとよいでしょう。

運動やストレスも血圧を急激に上げるので、乱高下を起こす可能性があります。特に朝は交感神経のスイッチが入り、血圧が上がりやすい時間帯なので、起きてすぐの運動は危険をともないます。血圧が高めの方の場合、ラジオ体操のような運動でも、負担になることがあります。心筋梗塞や脳卒中のリスクもあるので、血圧が高い場合、この時間帯は運動を避けるようにしましょう。

また一過性の血圧乱高下で、血圧が下がりすぎることによって低血圧を起こすこともあります。

例えば、入浴すると血管が拡張し、血圧が低くなるため、浴槽から急に立ち上がったときなどに、めまいやふらつきといった起立性低血圧の症状を起こすことがあります。浴槽からはゆっくり立ち上がるようにしましょう。

血圧が上がる要因が重なると危険

日常生活の中には、血圧上昇を起こす要因がたくさんあります。例えば、塩分の過剰摂取、肥満、睡眠不足、喫煙、精神的な緊張や怒り、慢性的なストレスの持続などによって血圧は上昇します。

私はこれらの要因が複数重なると、さらに血圧が上がると考えています。これが1997年に提唱した**「血圧上昇加算仮説」**です。

この仮説に至ったのは、50代の患者さんが脳出血で亡くなられたことがきっかけでした。ご家族のお話によると、この患者さんは旅行に行くために朝早く家を出て、降圧薬を飲むのを忘れてしまったそうです。またその日は寒く、雪が降っていたといいます。

倒れたのは、患者さんが旅行用の重いかばんを持ち、足の不自由な母親を支えながら、長い階段を上っている最中だったそうです。宿泊先に運ばれ、病院に搬送されましたが、そこで亡くなってしまったとのことでした。

患者さんのカルテを確認すると、外来の受診時に「最近、体重が増えてきた」といっていましたし、減塩指導をしていたにもかかわらず、塩分摂取量が増えていたことがわかりました。

この患者さんの場合、**①降圧薬を飲み忘れた、②早く起きたため睡眠不足だった、③雪が降るほど寒い日だった、④重いかばんを持っていた、⑤母親を支えながら階段を上っていた、⑥体重が増えた、⑦塩分摂取量が増えた、つまり7つもの血圧を上げる要因が重なっていたのです。**

高血圧患者が降圧薬を飲み忘れると、血圧は上がります。睡眠不足も血圧を上げる要因の1つです。寒い日は血管が収縮して血圧が上がりますし、重いバックを持てば身体が緊張するので血圧が上がります。母親を抱えて階段を上るのも同じ理由で血圧を上げます。体重が増えて肥満になると血圧が上がりますし、塩分摂取量が増えると血圧が上がるのはいうまでもありません。

このように血圧を上げる要因がいくつも加算されると、1つだけのときよりも血圧が上昇するのではないかと考え、血圧上昇加算仮説が生まれました。それ以来、この仮説を検証するべくデータを収集しています。

根拠なき血圧の「常識」にだまされない

医学的な根拠はないのですが、収縮期血圧が200㎜Hgくらいまでは放っておいてよいという人がいます。

健康な人でも、日常生活の中で収縮期血圧が200㎜Hgを超えることはたまにあります。例えば、便秘ぎみの人が思いっきりいきんで排便したとき、全力疾走でフラフラになるまで走ったときには、200㎜Hgを超えることがあります。しかし一過性の血圧上昇なので、その後、血圧が正常範囲に戻るのであれば降圧薬を服用する必要はありません。

これに対し、**一過性の血圧上昇ではなく、日常の血圧が継続的に200㎜Hgを超えているのを放置するのは非常に危険です。**

その危険性は、私の父が教えてくれました。医者嫌いの父は、何か悪い病気が見つかると怖いといって医療機関の受診を一切せず、血圧が200㎜Hgくらいになるまで放置していました。

その結果、高血圧が原因で腎臓の機能が低下し、人工透析（腎臓の代わりに装置を用いて血液を濾す）をしなければ生きていけなくなってしまいました。その後、運悪く肺炎になり、47歳で亡くなりました。

アメリカの元大統領のフランクリン・ルーズベルトも血圧が200㎜Hgを超えていましたが、当時は現在のような有効な降圧薬もなく、血圧が300㎜Hgまで達して、脳出血で亡くなっています。

1960年代後半の内科の教科書では、年齢別平均血圧に近い数字の算出法として、「最高血圧＝年齢＋90㎜Hg」が示されていました。これが50年前の血圧の「常識」だったのです。例えば、年齢60歳なら「60＋90＝150」ですから、150㎜Hgまでが正常ということになります。

しかしこの「常識」は現在は否定されています。**動脈硬化は年齢とともに進むので、高血圧対策をしないと収縮期血圧は上がります。それを放置すると、動脈硬化がさらに進み、心筋梗塞や脳卒中のリスクも高くなります。**根拠のない「常識」にだまされないようにしましょう。

血圧はどこまで下げればよいのか？

２０１４年４月、日本高血圧学会は、継続して収縮期血圧が１４０㎜Hg以上、拡張期血圧が90㎜Hg以上（１４０／90㎜Hg以上）を高血圧の基準にしました。この基準は１４０／90㎜Hg前後で心血管疾患（心筋梗塞や脳卒中）の罹患率が増えるという、多くの疫学的調査に基づいています。

この基準は２０１９年に改訂された『高血圧治療ガイドライン２０１９』でも変わっていませんが、降圧目標が変わりました。

降圧目標（診察室血圧）は、75歳未満の成人１３０／80㎜Hg未満、75歳以上の高齢者１４０／90㎜となっています。

また正常高値血圧（１２０～１２９／80㎜Hg未満）以上のすべての人は生活習慣の改善が必要で、高値血圧（１３０～１３９／80～89㎜Hg）および高血圧（１４０／90㎜Hg以上）の人は、生活習慣の改善を積極的に行いつつ、必要に応じて降圧薬治療を開始することが推奨されました。

つまり高血圧と診断されるのは140／90㎜Hg以上ですが、130／85㎜Hgを超えた人は生活習慣の改善などで下げなければなりません。１２０／80㎜Hg未満を超えた人も、１２０／80㎜Hg未満に下げたほうがよいということです。１２０〜１２９／80㎜Hg未満に下げたほうがよいということです。

これはここまで血圧を下げたほうが、心血管疾患の死亡率が下がることがわかっているからです。具体的にいうと、血圧が１２０／80㎜Hgを超えたら、血圧を下げるための生活習慣を始めなさい、ということを意味しています。

これらの数値は診察室血圧、つまり病院で医師や看護師に測ってもらうときに数値です。前のお話したように、病院などでは患者さんが緊張するため、血圧が高くなりがちです。そのため自宅で測る家庭血圧は、これより5㎜Hg低くなっています。

診察室血圧の正常範囲は１４０／90㎜Hg未満ですが、家庭血圧の正常範囲は１３５／85㎜Hgとなります。

診察室血圧だけでは、生活習慣の改善などによる降圧効果を正しく判定することができません。高血圧患者や血圧が高くなってきた人は、家庭血圧を測ることがとても大事なのです

家庭血圧はいつ測ったらよいのか？

家庭血圧を測定する習慣をつけると、どんなときに血圧が上がるのかがわかるので、血圧コントロールに役立ちます。

私が研究用に用いている自動血圧計では、30分おきに測りますが、普通の人はそんなことはできません。では1日に何回、いつ測ったらよいのでしょうか。

家庭血圧を測っている人の中には、1日1回、夜だけ、あるいは朝だけ測っているという人がいます。しかし夜だけ測っていると、早朝高血圧を見逃してしまいます。逆に朝だけ測っていると、降圧薬を飲んでいる人は、薬が夜まで効いているのかどうかを確認することができません。ですから、**家庭血圧は1日2回、朝と夜に測ってほしいのです。**

朝は、起床1時間以内で、朝食前、排尿後、降圧薬の服用前に、座った姿勢で1～2分安静にしてから測定します。夜は、就寝前に、排尿後、座った姿勢で1～2分安

静にした後に測ります。

排尿後に測るというのはとても大事なことです。私の経験でも、排尿をがまんせざるをえなかったときの血圧は、収縮期血圧が175㎜Hgになっていたことがありました。そして排尿し終わってからの収縮期血圧は、125㎜Hgまで下がっていました。排尿をがまんしたため、50㎜Hgも上がっていたのです。

また「座った姿勢で1～2分安静」というのは、リラックスして測るという意味です。また測定中は何も考えないことも大切です。考えごとをすると、それだけで血圧に影響します。「無我の境地」で血圧を計るようにしましょう。

朝も夜も血圧は2～3回測定し、その平均値を記録するか、すべての測定値を記録するようにします。また家庭血圧計に表示される脈拍も合わせて記録します。

朝は、血圧や脈拍を上昇させる交感神経が優位になるので、夜よりも数値が若干高くなるのが普通です。一方、夜は副交感神経が優位になっているので、朝よりも血圧が低くなります。また夜は入浴したり、お酒を飲む人もいると思います。入浴後や飲酒後は血管が拡張して血圧が下がるので、入浴や飲酒の有無も記録しておくようにするとよいでしょう。

血圧は心臓の位置で測る

家庭血圧計には、上腕に腕帯（カフ）を巻くタイプ（上腕式）と、手首に巻くタイプ（手首式）がありますが、できるだけ上腕式を選んでください。

上腕には骨が1本しかないため、腕帯を巻くと血流は完全に途絶えます。一方、手首には2本の骨があるため、腕帯で締めてもわずかに血流が残ります。そのため手首式では正確な血圧が測定できないのです。そこで新たに家庭血圧計を購入する人は上腕式を選ぶようにしてください。

上腕式でも、正しい使い方をしていないと、正しい血圧が測れません。**正しい使い方というのは、心臓の位置で測ることです。**

中学校の理科で習った「パスカルの原理」を覚えているでしょうか。「静止している流体（水や気体）に加わる圧力はどこでも等しくなる」という原理です。

水を例にとると、ゴムボールにいくつもの穴をあけて、その中に水を入れ、ボールを強く押すと、どの穴から出る水の勢いも、同じ水圧になります。

一方、プールなどの場合、水の表面の水圧は大気圧と同じですが、水の表面から13・6㎜深くなるごとに、1㎜Hgずつ圧力が増加していきます。圧力の増加は水の重さによるもので、「静水圧」といいます。

血圧も同じで、水の表面を心臓の高さとすると、心臓から13・6㎜下がると、血圧は1㎜Hg上がります。つまり心臓よりも低い位置で測ると、血圧も静水圧の分だけ高くなるのです。逆に心臓よりも高い位置で測ると、重力による静水圧の分だけ血圧が低くなります。

このように測る位置が一定していないと、正しい血圧が測れません。その基本となるのが、心臓の高さなのです。

上腕式血圧計は、血圧計をテーブルの上などに置けば、腕帯の位置がほぼ心臓の高さになります。これに対し、手首式血圧計では、意識して手首を心臓の位置に持っていくようにしなければ正しい血圧が測れません。私も手首式しか持っていない患者さんには、厳密に心臓の高さで測ることを条件に使うことを認めていますが、次回血圧計を購入する場合は、上腕式を買うようにすすめています。

130／80㎜Hgは高血圧予備軍

すでにお話ししたように、最新の高血圧治療ガイドラインでは、診察室血圧120～129／80㎜Hg未満を正常高値血圧と呼び、生活習慣の改善で血圧を下げる必要があるとしています。

これは血圧が120／80㎜Hgを超えると、それ未満と比較して74歳未満の脳心血管病死亡が2倍に跳ね上がることが知られているからです。このガイドラインの変更は、健康な人も「至適血圧」と呼ばれる120／80㎜Hg未満を目指してほしいという期待が込められています。

理想的な血圧は120／80㎜Hg未満です。120／80㎜Hg台の人でも、まだ高血圧でないからと、塩分の多い食事や運動不足の生活を続けていると、いずれ高値血圧、さらには、高血圧へと移行するリスクがあります。

しかしこの段階であれば、本書でおすすめしている食品や方法を生活に取り入れれば、すぐに血圧は下がってくるでしょう。本書の降圧法を何か1つでも始めることをおすすめします。

また本書を読まれている方の多くは、「血圧が高め」といわれている人が多いと思います。診察室血圧なら135〜139／85〜89㎜Hg、家庭血圧なら130〜134／80〜84㎜Hgの人です。この範囲の血圧の人たちは「高血圧予備軍」です。

高血圧予備軍は、基本的に降圧薬を出さないので、生活習慣を見直して、自分で血圧を下げなければなりません。本書で紹介しているさまざまな降圧法で、家庭血圧130／80㎜Hg未満を目指しましょう。

しかし新しいガイドラインでは、高値血圧の人で、生活習慣を改善しても130／80未満（診察室血圧）を達成できない高リスクの人には、降圧薬の使用が推奨されるようになりました。

高リスクとは、男性、65歳以上、脂質異常症、喫煙の4つの危険因子のうち、3つ以上あてはまる人や、臓器合併症を発症している人のことです。大規模な疫学研究などから、これらの人は、高血圧の人と同じくらい脳血管疾患のリスクが高いことがわかっています。

どうすれば降圧薬を飲まなくてすむか？

何の努力もしたくない人にとって、血圧を下げるのに1番簡単な方法は、降圧薬を飲むことです。しかし、それだけに頼っていると、薬の種類が増えたり、同じ薬でも用量が増えたりします。**薬を減らしたい人や、薬を飲みたくない人は、生活習慣を改善する必要があります。**

ところが本人はやっているつもりでも、実際はそうでない場合もあります。例えば、ある患者さんの塩分摂取量を調べたら、1日38gも摂っている人がいました。「ずいぶん塩分をとられていますね、ちょっと多すぎますよ」というと、本人は「そんなに摂っていません」と憮然とした表情で答えました。

その後、その患者さんが塩分摂取量を1日6g台に減らしました。そのときに「減塩する前はどんな食生活をしていたのですか?」と聞くと、「出されたものは残さず食べていました」と答えていました。減塩を意識していても、食べる量が多ければ、それぞれの食べ物から少しずつ塩分をとることになります。この患者さんの場合、結果的に減塩ではなく、増塩になっていたのです。

降圧薬を3～4種類も飲んでいるのに、血圧がほとんど下がらない患者さんもいました。「運動をしていますか？」と聞くと、「毎日、歩いています」といいます。そこで「1日に何歩ぐらい歩いていますか？」とたずねると、「歩数計を持っていないのでわかりません」と答えるのです。

たくさん歩くと血圧が下がることを知っていても、どのくらい歩いているのかを調べないと、血圧への効果が判定できません。

また血圧のコントロールには、家庭血圧を測ることが大事ですが、血圧計を持っているのに、ほとんど測っていない患者さんもたくさんいます。残念ですが、こういう患者さんの血圧を下げるには降圧薬を飲んでいただくしかありません。

外来で訪れるほとんどの高血圧の患者さんは、まず降圧薬を飲みたがりません。しかし薬を飲まないで血圧を下げるには、減塩や運動などの生活習慣の改善が不可欠です。こうした努力がめんどうな人は、患者さんの多くが嫌がる降圧薬を飲んでいただくしかないのです。

たばこを吸うと血圧が上がる

喫煙後は一過性の血圧上昇が15分以上持続するといわれています。正常血圧の日本人を対象にした研究では、たばこを1本吸うと収縮期血圧が4㎜Hg上がり、吸い終わって30分たつと安静時に戻ったといいます。

さらに2本続けて吸うと、収縮期血圧が14㎜Hg上昇し、30分たっても安静時に戻らなかったそうです。拡張期血圧でも一過性の血圧上昇があり、たばこ1本のときは9㎜Hg、2本連続吸うと10㎜Hg上昇し、いずれも30分経過しても安静時レベルには戻らなかったということです。

続けて吸うほど血圧が上がる時間は長くなるようです。実際、1日のうちに何本もたばこを吸う人は、日中の血圧が高くなるという報告もあります。

喫煙による一過性の血圧上昇は、ニコチンの作用によるものだといわれています。たばこの煙に含まれるニコチンを吸引することにより、副腎髄質が刺激されて、アドレナリンやノルアドレナリンなどのホルモンが分泌されます。すると交感神経が刺激されて末梢血管が収縮します。その結果、血圧が上昇するとともに、心拍数も増加するのです。

私もかつて、24時間血圧計を用いて、日本たばこ産業と共同で喫煙と血圧の研究を行ったことがあります。**結果は、1本たばこを吸うと、4㎜Hgほど血圧が上昇することが確認できました。**

ヘビースモーカーは、家庭血圧は高いのに診察室血圧は低い、という白衣性高血圧と逆の現象が起こることがあります。

自宅ではたばこを吸い続けるので家庭血圧が高くなりますが、病院内は禁煙であるため、ニコチンの影響が少なくなって、診察室血圧が低下するのです。

これを「仮面高血圧」といいます。喫煙者は仮面高血圧になりやすいという報告もあります。

実は喫煙が高血圧の直接的な原因であるという報告はそれほど多くはありません。

しかし喫煙は心血管疾患にとっては大きなリスクになります。心筋梗塞や脳卒中のリスクを避けるためにも、たばこはやめたほうがよいのです。

お酒を飲むと血圧が下がる？

血圧の測り方のところでお話ししたように、お酒を飲んだ後に家庭血圧を測ると、血圧が下がる人がいます。

飲酒時に自動血圧計で15分ごとに血圧を測ると、最初の7時間は血圧が下がり、脈拍も増加することがわかりました。

お酒に弱く、飲むと顔が赤くなる人は、血圧の低下も心拍数の増加も大きくなる傾向があります。これはアルコール分解酵素の働きが遺伝的に弱いため、アセトアルデヒドという物質が血液中に増えて、血管を拡張するからです。

このように、**お酒は一時的には血圧を下げるのですが、長期にわたって飲むと、逆に血圧を上げることがわかっています。**つまり飲酒の習慣は高血圧のリスクになるのです。飲酒量が多いほど血圧は上昇し、高血圧になりやすいといわれています。

アルコール（エタノール）を1日30㎖飲むと血圧は3㎜Hgくらい上がるといわれています。このエタノール量を酒類に換算すると、日本酒1合、ビール500㎖、ワイン2杯、ウィスキーならシングル2杯ぐらいに相当します。

お酒を飲んでいる期間と禁酒した期間に、24時間血圧測定と家庭血圧測定を行ったところ、飲んでいるときの血圧は飲まないときに比べて日中はやや高くなりました。逆に夜の血圧は飲んでいるときのほうが低くなり、1日の平均血圧ではあまり変わらないという研究報告もあります。


お酒を飲んでいる人が禁酒すると、少なくとも朝の血圧は下がるようです。私の患者さんで、3種類の降圧薬を飲んでいる80代の人が、収縮期血圧180㎜Hgを超えたといって来院されました。

生活習慣をうかがうと、**日本酒換算で1日に2・3〜2・5合のお酒を飲んでいたので、飲酒量を減らすように指示したところ、きっぱり禁酒されました。すると1カ月後には収縮期血圧が12・3㎜Hg、拡張期血圧は4・6㎜Hg低下しました。**

このように、お酒は血圧を上げる要因の1つなので、降圧食などの研究に協力していただく患者さんには禁酒していただいています。血圧を上げる要因を取り除かないと、正しいデータが得られないからです。

太りすぎで血圧が上がるのはどうして？

肥満は高血圧の原因になります。体重が増えると血圧が上昇するメカニズムは、いくつかあります。

まず太ると内臓脂肪が増えて、内臓脂肪の中にある脂肪細胞も肥大化します。肥大化した脂肪細胞は、ＴＦＮα《アルファ》などのインスリンの働きを低下させる物質を分泌する一方、インスリンの働きをよくするアディポネクチンなどの分泌が減少するため、インスリンの働きがさらに悪化します。これをインスリン抵抗性といいます。

インスリン抵抗性が起こると、膵臓から多量のインスリンが分泌されます。過剰なインスリンは、腎臓から排泄された塩分（ナトリウム）を再吸収します。さらに多量のインスリンが分泌されると交感神経を緊張させるため、腎臓でナトリウムが排泄されにくくなります。その結果、体内に塩分がたまりすぎて、血圧が上昇します。

この他、肥満になると、のどのまわりの脂肪が大きくなるため、気道が狭くなり、寝ているときに気道が閉塞する「睡眠時無呼吸症候群」を起こすことがあります。無呼吸の状態になると、十分な酸素が脳に送ることができなくなり、夜間に交感神経が興奮して、血圧が上昇します。

喫煙や飲酒も肥満は関連しています。喫煙すると食欲が低下するので、たばこを吸う人は吸わない人より肥満になりにくいのですが、禁煙すると食欲が増して肥満することが知られています。高血圧の改善のために、せっかく禁煙しても、肥満によって禁煙による降圧の効果が弱くなります。

また飲酒の習慣があると、高カロリーのつまみなどを食べながら飲むことで肥満することがあります。お酒のつまみには高塩分のものが多いので、その影響で血圧が上がることもあります。

肥満による血圧上昇は、体重を減らすことで改善できます。体重が減ると内臓脂肪が減って、脂肪細胞が小さくなりますし、インスリンの働きをよくするアディポネクチンも分泌するため、インスリン抵抗性が改善されます。するとは腎臓でのナトリウム再吸収も正常に戻るため、血圧が下がってくるのです。肥満の人は、まず体重を減らしてみましょう。

運動しないと血圧が上がる

運動不足は血圧を上げるといわれています。その理由の1つとして、運動習慣のない人は、肥満になりやすいことがあげられます。しかし肥満の人が運動して体重を減らせば、血圧が下がってきます。

それとは別に運動そのものに、血圧を下げる働きがあることがわかっています。実際、第3章で述べたように、たくさん歩くと血圧が下がります。歩くのは最も基本的な運動です。

では運動すると、なぜ血圧が下がるのでしょうか。その理由の1つは、血管内皮細胞から血管拡張物質であるNO（一酸化窒素）が放出されることです。第3章のハンドグリップ法のところでお話ししたように、NOは筋肉を動かすことによって放出されます。運動すると血圧が下がるのは、このNO効果がかなりの割合で関与していると考えられます。

ただし運動の最中は血圧が上がります。これは心拍数や心拍出量が増えることが原因です。水道の蛇口にホースをつないで、栓を勢いよくひねると水がジャーと出てきます。これは心臓から送り出される血液の量を増やすのと同じことです。運動するとカテコールアミンという血管を収縮させるホルモンが分泌されて心拍出量や心拍数が増えてきます。その結果、血圧が上昇してくるのです。

運動の強度にもよりますが、運動中や運動直後は心拍数と心拍出量の増加が、NO放出による血管拡張に勝ってしまうと、血圧は上がります。でも運動後、心拍数が減ってくると血圧も元に戻ります。そして運動を継続的に行っていると、平均血圧も下がってくるのです。

運動は血圧を下げるといっても、高齢者は激しい運動は避けたほうがよいでしょう。運動すると心臓から送り出される血液量が多く必要になりますし、心筋の酸素必要量も増加します。このため、心臓の太い血管（冠動脈）が狭くなっている人は、冠動脈が虚血状態になってしまい、狭心症や心筋梗塞を起こすことがあるのです。

血圧を下げるためにはたくさん歩いたり、ストレッチなど軽めの運動を継続的に行うことが重要です。

睡眠不足でも血圧が上がる

睡眠中は最も血圧が下がるので、睡眠時間が長くなると、24時間の平均血圧も下がります。

夜遅くまで起きて、翌朝早く起きなければならないときはどうでしょうか。遅く寝ると、眠いときに床に着くので、ストーンと眠りにつくことができます。一気に深い睡眠に入るので、血圧もストーンと下がります。睡眠時間が短いと、睡眠が深くなるのが早いので、睡眠中の血圧はすぐによく下がるのです。

しかし、起きた後は、睡眠が十分とれていないので、起きたときの血圧が高くなります。目覚まし時計で起きようとすると、自然な目覚めではないので、はやり血圧は上昇します。

慢性的な睡眠不足が続くと、心身の疲労が十分回復しないうちに起きることになるので、起床時の血圧は上昇していきます。

これを防ぐため、普段の睡眠時間が短い人は、せめて休日くらいは朝寝坊をして、不足した睡眠時間を取り戻すようにと、患者さんにはアドバイスしています。

ただし朝寝坊といっても限度があります。人間のベストの睡眠時間は6～8時間といわれていて、睡眠時間がこれより短いのも健康によくありませんが、逆に10時間とか12時間の長い睡眠時間でも血圧を上げてしまうといわれています。休日に朝寝坊する場合、寝すぎには注意してください。

休日の朝寝坊だけで睡眠不足が解消できないときは、15分程度の昼寝で補うとよいでしょう。眠気をがまんしていると、交感神経が刺激されて血圧が上がりますが、昼寝をすると副交感神経が優位になるので血圧は下がってきます。

ただし1時間も寝てしまうのはよくありません。長く昼寝をすると、夜と昼のサイクルが狂って、夜の睡眠を妨げてしまうからです。

睡眠に関してはもう1つ、先に述べた睡眠時無呼吸症候群による睡眠中の血圧上昇があります。重症の患者さんには、酸素を自動的に送り込むC-PAP（シーパップ）という装置をつける治療が行われます。C-PAPを装着すると睡眠中の血圧が下がってくることがわかっています

怒りは血圧を急激に上げる

怒ると血圧が上がるといわれていますが、ＴＢＳ系テレビ番組『名医のＴＨＥ太鼓判！』（２０１８年7月30日放送）の、私が指導した「密着！血圧24時！」という特集で検証したことがあります。俳優の梅沢富美男さんに自動血圧計をつけてもらい、24時間の血圧変動を調べる企画です。梅沢さんは怒りっぽいイメージがありますから、実際はどうなのか確かめたかったのだと思います。

安静時の梅沢さんの収縮期血圧は１２２㎜Hgと正常範囲でした。しかし、ちょっと怒っただけで、１４２㎜Hgまで上がりました。

さらに、お昼のお弁当に嫌いなネギが入っていたことに梅沢さんが怒りだすと、収縮期血圧は一気に１６５㎜Hgまで上昇したのです。

その後も怒ってばかりいた梅沢さんは、最終的に１７５㎜Hgまで上がってしまいました。やはり怒ると血圧は上がるのです。

ところが仮眠中の血圧は１１７㎜Hgまで下がっていたので、梅沢さんの血圧は高血圧ではありません。しかし**高血圧の人が怒って血圧急上昇したときは、脳卒中などを起こす危険性があります。**

私にもこんな経験があります。カルテに貼ってある検査データに間違いがあるといったミスがたびたび見つかり、カルテ係のスタッフに注意しました。重大な医療ミスにつながりかねないからです。ところが、自分の仕事に夢中なのか、誰ひとりとして聞く耳を持ちません。怒りが爆発した私は、机をたたいて激高しました。心臓がドキドキして、自分でも危ないと思ったほどです。

自動血圧計をずっとつけていますから、このときの血圧を後で確認すると、収縮期血圧は200㎜Hgを超え、心拍数も130拍（1分間）くらいまで上がっていたことがわかりました。

あまりの激しい怒りで、交感神経の緊張が極限に達し、アドレナリンやノルアドレナリンなどの昇圧ホルモンが一気に放出された結果なのでしょう。

反省した私は、それ以来、激しく怒るのをやめました。高血圧の人は、もっとリスクが高いので、あまり怒らないようにしてください。

時間栄養学を取り入れる

第1章で降圧薬の時間療法についてお話ししましたが、薬が最も効く時間帯は人によって違うということが理解できたと思います。お酢の時間療法を取り入れた降圧結果も掲載しましたが、食品でも時間によって血圧を下げる効果が異なることがわかったと思います。

食品の栄養学的な効果と時間について調べる学問を「時間栄養学」といいます。時間栄養学は私の研究テーマの1つです。**同じ食事を摂っても、食べる時間や食べる速さ、食べる順番などで身体への効果が変わってきます。**繰り返しになりますが、血圧もまた食べる時間で変化するのです。

第4章で、朝の減塩が最も大事だということを述べました（140ページ）が、これも時間栄養学の理論にもとづいています。朝は血圧を上げるホルモンが多く分泌されるので、減塩して血圧の上昇を抑えたほうがよいのです。

血圧を科学的に下げるためには、本章で紹介した「①血圧を上げる要因をできるだけ取り除くこと」と、第1～4章で紹介した「②自分でできる降圧法を実行すること」が大切です。マイナスの要因を取り除きつつ、プラスになるものを取り入れることで、より効果的に血圧を下げることができます。それができたら、次は「③時間栄養学を取り入れる」ことをおすすめします。

ただし①～③の順番はきちんと守ってください。①のマイナス要因を取り除かないと、②の効果を検証できません。例えば、お酢をいくら飲んでも、塩分摂取量が多ければ血圧が期待どおり下がらないかもしれません。逆に減塩した上で、お酢を飲めば期待以上の降圧効果が得られるかもしれないのです。

そして血圧が下がってきたら、時間栄養学を取り入れてみましょう。お酢であれば、お酢を飲む時間を変えてみるのです。

これまでにお話ししたように、これはなかなか根気がいる作業です。それぞれの時間の降圧効果を判定するには最低1カ月はかかります。それを7通り試すとすれば、7カ月かかることになります。それでも、薬なしで血圧を下げたいという人は、ぜひ時間栄養学を取り入れてほしいと思います。

新型コロナウイルス（COVID-19）と高血圧

最後に、みなさんの関心が高い、今話題の新型コロナウイルスと高血圧に関するお話をしましょう。

新型コロナウイルスは、アンジオテンシン変換酵素2（ACE2）を受容体として細胞内に侵入するため、ACE阻害薬、アンジオテンシンⅡ受容体拮抗薬（ARB）などのレニン・アンジオテンシン系阻害薬とCOVID-19との関連性が注目されています。ACE2は、肺や心臓、腎臓、血管などにみられるため、新型コロナウイルスに感染すると、重症化するリスクが高くなるといわれています。

アンジオテンシン変換酵素（ACE）には、ACE1とACE2の二つのタイプがあります。

血圧が上昇する要因はいくつかありますが、その一つは、腎臓の糸球体の傍にある傍糸球体装置から分泌されるレニンという物質が、血液中に分泌され、血液の中にあるアンジオテンシノーゲンに作用してアンギオテンシンⅠというホルモンに変化します。このアンジオテンシンⅠが肺の中にあるACE1の働きで、アンジオテンシンⅡに変わります。このアンジオテンシンⅡは体内で最も血圧を高くする物質の一つです。第一章でお話ししたロサルタンやイルベサルタンなどの降圧薬は、ACE1を阻害するお薬です。残念ながら、ACE阻害薬は、ACE2には作用しません。

前述したように、新型コロナウイルスはACE2を受容体として体内に侵入します。ACE2は鼻や喉の粘膜に多いので、ウイルスはここから侵入して増殖し、肺のACE2に達すると、新型コロナ肺炎を起こすのです。

高血圧の患者さんの多くは、ACE阻害剤やアンジオテンシンⅡ受容体拮抗薬（ARB。以下RAS系阻害薬）を服用しています。当初、これらの薬を飲んでいる人は新型コロナウイルスに感染しても重症化しないのではないかと思われていました。私も密かに期待をしていましたが、効かないといわれるようになり、失望していました。ところが、ごく最近、ACE阻害薬やARBが、新型コロナウイルス感染症の重症化を抑制し、死亡率が低下するという研究結果が日本と英国で発表されました。横浜市立大学の松澤泰志先生らは、RAS系阻害薬を服用していた患者さんは、服用していない患者さんより重症化を抑制し、院内死亡、人工呼吸器使用、ICU入室の頻度が低く、意識障害の頻度も有意に少なかったのです（p＝0・047）。また、英国のBaralらも新型コロナ感染症の重症化を抑制していると発表しました。

これらの研究により、RAS系阻害薬が新型コロナウイルス感染症の重症化を予防する可能性が出てきました。

しかし、これらの研究があるからと言って、RAS系阻害薬を飲んでいる高血圧患者の方が重症化しないという保証はありません。新型コロナウイルス感染症になると、**加齢や糖尿病、循環器疾患（心不全、脳卒中、狭心症、心筋梗塞など）、慢性腎臓病などが重症化しやすいので、これらの疾患や高血圧を合併している場合は注意しなければなりません。**いずれにしても、新型コロナウイルスの性質はまだ解明されていません。これらの降圧薬を服用している人には朗報ですが、今は、ウイルスに感染しないことが一番大切なことです。

ですから、手洗いやマスク、三密を避けるなど基本的な感染対策を怠らないようにしましょう。

科学的に血圧を下げる　参考文献一覧

P18

1) 上園慶子, 川崎晃一, 阿部功, 鍵山俊太郎, 天本敏昭, 中沢慶久, 中田千登勢, 鬼塚重則: 杜仲葉エキスの血圧に対する効果Therapeutic Research 1997, 18(2): 570-573,

P20

2) 渡辺尚彦: ストレス関連疾患の診断と治療　高血圧. 治療, 2009, 91:73-79

P23

3) Halberg F, Physiologic 24-hour periodicity; general and procedural conditions with reference to the adrenal cycle. Z Vitamine-, Hormon-u Fermentforsch 1959; 10:225-296

P24

4) Watanabe Y, Hillman DC, Otsuka K, Bingham C, Breus TK, Cornélissen G, Halberg F: Cross- spectral coherence between geomagnetic disturbance and human cardiovascular variables at non-societal frequencies. Chronobiologia , 1994. 21: 265-272

P24

5) Watanabe Y, Cornélissen G, Halberg F, Otsuka K, Ohkawa S-I: Association by signatures and coherences between the human circulation and helio- and geomagnetic activity. Biomedicine & Pharmacotherapy , 2001, 55 (Suppl 1): 76s-83s

6) 渡辺尚彦, 大塚邦明, 大川真一郎, Sothern R.B, Cornelissen G, Halberg F: 太陽と血圧変動. Ther Res , 2000, 21 (1): 147-150

P25

7) Gillman MW, Kannel WB, Belanger A, D'Agostino RB. Influence of heart rate on mortality among persons with hypertension: the Framingham Study. Am Heart J 1993; 125: 1148-54.

P26

8) Halberg F et al: J Exp Ther Oncol , 2003, 3:223-260

P28

9) 渡辺尚彦:高血圧～時間療法によるテーラメード医療～―24時間/7日間血圧測定による評価― MEDICAMENTS NEWS, (2192): 4-6.2015

P32

10) Watanabe Y, Cornélissen G, Halberg F, Beaty L, Siegelova J, Otsuka K, Bakken EE: Harm vs. benefit from losartan with hydrochlorothiazide at different circadian times in MESOR-hypertension or CHAT. In: Halberg F, Kenner T, Fiser B, Siegelova J, eds. Proceedings, Noninvasive Methods in Cardiology, Brno, Czech Republic, October, 2008. 4-7, p. 149-167

P34

11) Watanabe Y, Halberg F, Otsuka K, Cornélissen G: Toward a personalized chronotherapy of high blood pressure and Circadian overswinging. Clin Exp Hypertens , 2013, 35 (4): 257-266

P45

12) 渡辺尚彦:血圧を測って何がわかったか？血圧変動－日常生活から宇宙まで－in

2019.第11回臨床ABPM研究会, 2019年9月26日発表, 千葉

P52
お酢
13) 梶本修身, 大島芳文, 多山賢二 ,他: 食酢配合飲料の正常高値血圧者および軽症高血圧者に対する降圧効果,健康・栄養食料研究 ,2003, 6 (1) : 51-68

P53
14) 栗原伸公: 酢の血圧降下作用の科学的根拠と有効な摂取方法は？ No.5014 (2020年05月30日発行)

P58
レモン果汁
15) 堂本時夫,レモンの健康効果に関する研究の動向:.人間と科学　県立広島大学保険福: ,2013, 13 (1) :1-9

P59
レモン果汁
16) Yoshiaki M, Keiko K, Chisato U, Naomi K, Takashi H, Haruhito T and Toshihiko O: Suppressive Effect of Components in Lemon Juice on Blood Pressure in Spontaneously Hypertensive Rats. Food Sci. Technol. Int. Tokyo, , 1998, 4 (1) , 29-32

P62
皮付きピーナッツ
17) Ying Bao, Jiali Han, Frank B. Hu, Edward L. Giovannucci, Meir J. Stampfer, Walter C. Willett, Charles S. Fuchs, Association of Nut Consumption with Total and Cause-Specific Mortality, N Engl J Med 2013;369:2001-2011
18) Joan Sabate ‘ and Yen Ang: Nuts and health outcoms: new epidemiologic evidence, Am J Clin Nutr 2009; 89 (Suppl) :1643S-8S.
19) 渡辺尚彦:血圧を下げる最強の方法. 株式会社アスコム. P1-253, 2018

P67
ぶどうジュース
19) 渡辺尚彦:血圧を下げる最強の方法. 株式会社アスコム. P1-253, 2018
20) Rouyanne T. Ras Peter L.Zock, Yvonne E. M.P.Zebregs, Neil R. Johnston, David J. Webb and Richard Draijer. Effect of polyphenol-rich grape seed extract on ambulatory blood pressure in subjects with pre and stage I hypedrtension. Br J Nutr 2013, 110:2234-2241.
21) 増岡典芳、黒田耕平、岡田武彦、橋本麻希、石原浩二：岡山産ぶどうに含まれるポリフェノールの分析.岡山理科大学紀要.2010,46 (A) 1-7.

P72
カラハリスイカ
22) Figueroa Anturo, Sanchez-Gonulez M.A., Perkins-Veazie P.M. and Arjmandi B.H.: Effects of Watermelon Supplementation on Aortic Blood Pressure and Wave Reflection in Individuals with prehypertensiona; A pilot Studay. Am J Hypertens, 2011. 24 (1) :40-44.

P78
ダークチョコレート
23) Natsume M, Ishikawa H, Kawabe Y, Watanabe T, Osawa T (2018) Effects of dark chocolate Intake on Physical Functions in Japanese Subjects. Adv Clin Transl Res 2 (3) : 100012.

P80
納豆
24) Sumi H, Hamada H, Tsushima H, Mihara H, Muraki H: A novel fibrinolytic enzyme (nattokinase) in the vegetable cheese Natto; a typical and popular soybean food in the Japanese dietExperientia, 1987, 43 (10) :1110-1.
25) Ji Young KIM, Si Nae GUM, Jean Kyung PAIK, Hyo Hee LIM, Kyong-Chol KIM, Kazuya OGASAWARA, Kenichi INOUE, Sungha PARK, Yangsoo JANG, Jong Ho LEE: Effects of Nattokinase on Blood Pressure: A Randomized, Controlled Trial, Hypertens Res 2008; 31: 1583-1588
26) 家森幸男: 高血圧性疾患の生活環境因子 ―世界調査からみた食環境の重要性―、高血圧の診断と治療, 第118回日本医学会シンポジウム記録集, 2000, 第118回日本医学会シンポジウム記録集, P20-P26, 2000年12月発表, 日本医師会館

P82
甘酒
27) Saito Y, Wanezaki K (Nakamura) , Kawato A & Imayasu S. Antihypertensive Effects of Peptide in Sake and Its By-products on Spontaneously Hypertensive Rats, 1994; Antihypertensive Effects of Peptide in Sake and Its By-products on Spontaneously Hypertensive Rats, Bioscience, Biotechnology, and Biochemistry 58:5, 812-816
28) 斉藤義幸, 中村圭子, 川戸章嗣, 今安聰: 清酒および副産物中のアンギオテンシン変換 酵素阻害物質, Nippon Nogeikagaku Kaishi, 1992; 66 (7) , 1081-1087

P84
みそ汁
29) Hiroaki Kondo, Sakuyama, T. H, Yamakawa S, Kitagawa M, Yamada M, Itou S, Yamamoto T, Uehara Y: Long-term intake of miso soup decreases nighttime blood pressure in subjects with high-normal blood pressure or stage I hypertensiona: Hypertension Research, 2019, 42 (11) . 1757-1767
30) 五明紀春: 食塩の血圧応答に関する文献研究-塩分給源としての味噌の評価をめぐって-,中味研報告,2012, 33:40-94.
31) Kanda a, Hoshiyama Y, Kawaguchi T: Association of lifestyle parameters with the prevention of hypertension in elderly Japanese man and Women; a four-year follow up of normotensive subjects, Asia Pac J Public Health, 1999,11 (2) :77-81
32) 上原喜志夫 : 高血圧ならみそ汁を飲みなさい！実業日本社, P1-P176 2015
33) 渡辺尚彦: 自分で血圧を下げる究極の降圧ワザ50 洋泉社, P1-176, 2019

P86
お茶
1) 上園慶子, 川崎晃一, 阿部功, 鍵山俊太郎, 天本敏昭, 中沢慶久, 中田千登勢, 鬼塚重則: 杜仲葉エキスの血圧に対する効果Therapeutic Research , 1997, 18 (2) : 570-573
34) 渡辺尚彦: ズボラでも血圧がみるみる下がる49の方法 アスコム, P1-176, 2014
35) 稗田蛍火舞, 砂川陽一, 刀坂泰史, 長谷川浩二, 森本達也; 降圧効果を持つ機能性食品の薬理作用～血圧コントロールが期待される食品～日薬理誌 2015, 146, 33-39

P88
魚介類
36) 板野一臣: 魚介類に含まれる成人病予防物質. (2) , タウリン. 生活衛生1988; 32: 21-24
37) 岩根久夫, 高橋嘉一: 健康づくりのための運動とその生理 -虚血性心疾患の運動の有効性に関する最近の考え方- 栄養学雑誌, 1994, 52 (6) :273-282

P90
マグネシウム
38) Xi Zhang,* Yufeng Li,* Liana C. Del Gobbo, Andrea Rosanoff, Jiawei Wang, Wen Zhang, Yiqing Song: Effects of Magnesium Supplementation on Blood Pressure
A Meta-Analysis of Randomized Double-Blind Placebo-Controlled Trials, Hypertension. 2016, 68:324-333.

P92
合谷のツボ指圧
39) Watanabe Y, Halberg F, Sakura H, Cornelissen G: Three Hpertensive Patient' s Ambulatory Blood Pressure Reduced by Acupressure. In: Kenner T, Cornelissen G, Siegerova J, Dopsac P. (Eds) NONINVASIVE METHODS IN CARDIOLOGY, Masaryk University, Brno, Czeck Ripubulic., 41-48, 2016.
40) 渡辺尚彦: 血液循環の専門医が見つけた押すだけで体じゅうの血がめぐる長生きスイッチ. サンマーク出版, P1-160, 2017

P100
ハンドグリップ法
41) Philip J. Millar, Maureen J., MacDonald Steven R., Bray Neil McCartney: Isometric handgrip exercise improves acute neurocardiac regulation, Eur J Appl Physiol, 2009, 107:509-515
33) 渡辺尚彦: 自分で血圧を下げる究極の降圧ワザ50 洋泉社, P1-176, 2019

P106
自律訓練法
42) Watanabe Y, Cornélissen G, Watanabe M, Watanabe F, Otsuka K, Ohkawa S-i, Kikuchi T, Halberg F: Effects of autogenic training and antihypertensive agents on circadian
and circaseptan variation of blood pressure. Clin Exp Hypertens , 2003, 25: 405-412
43) 渡辺尚彦, 菊池長徳, 福田克彦: 自律訓練法の高血圧及び白衣高血圧に対する降圧効果-携帯型自血圧計を用いて-. 自律訓練研, 1996, 16(1): 19-25
44) 渡辺尚彦, 福田克彦, 菊池長徳: 自律訓練法の降圧及び血圧概日・概週リズムに及ぼす影響. 循環器心身医記録, 1996, 48・49: 21-22

P114
たくさん歩く
45) 渡辺尚彦: 高血圧の運動療法 各論(3). 運動による高血圧の予防. 臨スポーツ医 , 199613(7): 785-789
46) Hayashi T, Tsumura K, Suematsu C, Okada K, Fujii S, Endo G: Walking to Work and the Risk for Hypertension in Men: The Osaka Health Survey, Ann Intern Med , 1999, 131, 21-26

P116
階段の上り下り
47) 江原義弘, 別府政敏, 野村進, 国見ゆみ子: 階段歩行・坂道歩行のエネルギ論的分析, バイオメカニズム 1994, 12:109-121

P118
きつい下着や服をやめる
48) 渡辺尚彦: 第2回低血圧シンポジウム, 2002年6月, 京都
49) 杉本弘子: 被服の圧迫に関する研究 -整容用下着類の着用による尿中ノルエピネフ

リンの増加, 日衛生誌, 1991, 46 (2) : 709-714

P122
食塩非感受性の人は減塩しなくてよい？
50) Tuomilehto J, Jousilahti P, Rastenyte D, Moltchanov V, Tanskanen A, Pietinen P, Nissinen A: Urinary sodium excretion and cardiovascular mortality in Finland: a prospective study, Lancet, 2001, 357: Number 9259 817-896
51) Takachi R, Inoue M, Shimazu T, et al. Consumption of sodium and salted foods in relation to cancer and cardiovascular disease: the Japan Public Health Centerbased prospective study. Am J Clin Nutr. 2010;91:456- 464.
52) Kim HJ, Lim SY, Lee JS, et al. Fresh and pickled vegetable consumption and gastric cancer in Japanese and Korean populations: a meta-analysis of observational studies. Cancer Science. 2010;101:508- 516.
53) 石原淳子, 津金昌一郎：特集：わが国におけるライフコースを見据えた栄養の課題と解決に向けた方向性 成人期 (2) 食・栄養とがん予防：日本のエビデンスの現状と解決に向けた方向性保健医療科学2017 Vol.66 No.6 p.590－602

P124
塩分1g未満で降圧薬をやめられた.
12) 渡辺尚彦:血圧を測って何がわかったか？血圧変動ー日常生活から宇宙までーin 2019.第11回臨床ABPM研究会, 2019年9月26日発表, 千葉
54) Mancilha-Carvalho JJ, et al. Blood pressure and electrolyte excretion in the Yanomamo Indians, an isolated population. J Hum Hypertens. 1989; 3: 309-14.

P128
1週間だけの減塩生活
55) 渡辺尚彦:.生活習慣(塩味嗜好)の行動変容へのアプローチ：反復一週間減塩法について.日心療内誌. , 2013.17(3): 141-145

P130
反復して減塩を１週間がんばれば塩味の感覚がリセットされる
56) 渡辺尚彦:.生活習慣(塩味嗜好)の行動変容へのアプローチ：反復一週間減塩法について.日心療内誌. , 2013, 17 (3) : 141-145

P135
57) 土橋卓也, 増田香織, 鬼木秀幸, 他：高血圧患者における簡易食事調査票『塩分チェックシート』の妥当性についての検討, 血圧, , 2013, 20, 1239-1243

P156
血圧が上がる要因が重なると危険
58) 渡辺尚彦: 血圧はウソをつく ネスコ/文藝春秋, P1-239,1997

P186
59) Matsuzawa Y, Ogawa H, Kimura K, et al: Renin-angiotensin system inhibitors and severity of coronavirus disease 2019 in Kanagawa, Japan: a retrospective cohort study, Hypertension Res, Publishe online; 21 August 2020
60) Baral R, White M, Vassiliou A.S: Effect of Renin-Angiotensin-Aldosterone System Inhibitors in Patients with COVID-19: a Systematic Review and Meta-analysis of 28,872 Patients, Curr Aheroscler Rep (2020 22:61)

著者

渡辺尚彦（わたなべ・よしひこ）

医学博士。高血圧専門医。日本歯科大学病院内科臨床教授、早稲田大学客員教授、聖光ヶ丘病院顧問、前東京女子医科大学東医療センター内科教授、前愛知医科大学客員教授。1952年、千葉県生まれ。1978年、聖マリアンナ医科大学医学部卒業、1984年、同大学院博士課程修了。1995年、ミネソタ大学時間生物学研究所客員助教授として渡米。専門は高血圧を中心とした循環器病。

1987年8月から連続携帯型血圧計を装着し、以来、365日24時間血圧を測定。現在も引き続き連続装着記録更新中。「ミスター血圧」の異名をとる。『血圧を下げる最強の方法 30年間×24時間 自分の血圧を測り続けている専門医だからわかった正しい降圧法』『ズボラでも血圧がみるみる下がる49の方法』（アスコム）など著者多数。テレビや雑誌などでも活躍、ていねいでわかりやすい解説にはファンも多い。

科学的に血圧を下げる方法

2020年11月11日　初版第1刷発行
2020年12月 3日　　　第2刷発行

著　者　渡辺尚彦
発行者　澤井聖一
発行所　株式会社エクスナレッジ
〒106-0032　東京都港区六本木7-2-26
https://www.xknowledge.co.jp/
問合先　編集 TEL.03-3403-6796　FAX.03-3403-0582
info@xknowledge.co.jp
販売 TEL.03-3403-1321　FAX.03-3403-1829